Birgit Muskat & Kerstin Madl
Heilpraktikerinnen,
zertifizierte Therapeutinnen
für die sanfte Krampfaderentfernung

# Krampfadern naturheilkundlich entfernen

Die Kunst der Kochsalztherapie

mit einem Vorwort von Dr. Berndt Rieger

1. Auflage 2016

Copyright © 2016 Birgit Muskat, Reischenau
und Kerstin Madl, Neureichenau

Alle Rechte vorbehalten. Das Werk darf – auch teilweise – nur mit Genehmigung der Autoren wiedergegeben werden.

Umschlaggestaltung und Satz: Bernd Holzmann, Unteregg
Umschlagmotiv: Viachaslau Kraskouski/shutterstock.com
Druck: CreateSpace, ein Unternehmen von Amazon.com

ISBN: 978-1-537-29132-1

# INHALT

**Vorwort** .................................................................... 6

**Einleitung** ................................................................ 8

**Was sind Krampfadern und Besenreiser?** ...................... 12
Wie entstehen Krampfadern? ............................................... 12
Unterschiedliche Arten von Krampfadern ............................ 14

**Beschwerden und Gefahren,
die durch Krampfadern entstehen** ................................. 17
Juckreiz .................................................................................. 17
Ödeme / schwere Beine ........................................................ 17
Venenentzündung ................................................................. 18
Thrombose / Embolie ........................................................... 18
Offenes Bein / bräunliche Pigmentierung ............................ 19

**Die biologisch-sanfte Krampfaderentfernung** ................. 21
Die Geschichte der sanften Krampfaderentfernung ............. 21
Vorgehensweise ..................................................................... 24
Vorteile der Kochsalztherapie ............................................... 29
Heilverlauf ............................................................................. 29

## Die biologisch-sanfte Krampfaderentfernung

Risiken / Nebenwirkungen ................................................. 30

Kontraindikationen ........................................................... 32

Welche Krampfadern eignen sich? ................................... 33

Die Behandlung von Besenreisern ................................... 33

Andere Methoden zur Krampfaderentfernung .............. 34

## Vorbeugende und begleitende Maßnahmen .............. 37

Homöopathie .................................................................... 37

Schüssler Salze .................................................................. 45

Phytotherapie ................................................................... 59

Spagyrik ............................................................................. 68

Ernährung .......................................................................... 72

Darmsanierung ................................................................. 80

Blutegeltherapie ............................................................... 86

Elementenlehre ................................................................ 91

Hausmittel / Kneipp ......................................................... 99

**Krampfadern in der Schwangerschaft** .................................... **102**

Entstehung ................................................................................ 102

Präventive Maßnahmen ........................................................... 102

**Krampfadern in der Jugend** ................................................ **104**

Entstehung ................................................................................ 104

Vorbeugung .............................................................................. 104

Reiztherapie .............................................................................. 105

**Erfahrungsberichte** ............................................................... **106**

Vorher / Nachher ..................................................................... 106

**Die Autorinnen** ..................................................................... **110**

## VORWORT DR. MED. BERNDT RIEGER

Mit Krampfadern ist es so: Fast alle von uns bekommen sie, und viele von uns leben mit ihnen, da ihre konventionelle Behandlung nur vorübergehend hilft, oft mehr schadet als nützt und mit einem großen Aufwand – Schmerzen, Gewebsschäden, Narkose, Krankenstand etc. – verbunden ist. Man hat den Eindruck, die Therapie von Krampfadern würde von der medizinischen Forschung etwas stiefmütterlich behandelt. Da gilt das Herausreißen – das Stripping – als Goldstandard, eine sehr brutale Methode, die über hundert Jahre alt ist und nicht nur die Krampfader entfernt, sondern mit ihr wertvolle funktionierende Adern, Nervengewebe, Bindegewebe, und dadurch den Weg für neue, noch schlimmere Krampfadern bahnt. Die meisten Menschen, die an ihren Krampfadern operiert werden, müssen das mehrmals über sich ergehen lassen, bis sie selbst wegen der Verschlechterung und den dabei auftretenden Schäden auf weitere Operationen verzichten. Und alle „neuen" Maßnahmen, das Lasern, die Radiowelle oder das Einspritzen von Giften, mit denen die Ader verödet wird, lässt die Mehrzahl der damit behandelten Menschen enttäuscht zurück. In den so behandelten Beinen wird der Blutkreislauf langfristig schlechter, dafür treten neue Beschwerden auf, und auch das kosmetische Ergebnis ist meist unbefriedigend. Und nebenbei kann eine Schaumverödung Embolien der Lunge oder anderswo im Körper auslösen, und der Abbau des Schaums oder von Acrylat belastet die Leber und gefährdet die Gesundheit.

All das muss nicht sein. Zwar ist es so, dass unsere Gene, Belastungsfaktoren und unsere Lebensweise Krampfadern hervorbringen wollen, doch das Maß ihres Entstehens kann beeinflusst werden: sanfter und schonender, als das im Alltag geschieht, und letztendlich auch heilender und effektiver. Es gibt wenig beachtete Verfahren der Krampfadertherapie, die den Körper nicht belasten und ihr Ausmaß reduzieren können. Und es gibt auch ein „operatives" Verfahren der Krampfaderentfernung, das selektiv die Rückbildung und Auflösung der Krampfader hervorrufen kann: die Einspritzung von hochkonzentrierter Kochsalzlösung. All diese Verfahren kommen aus dem Bereich der Naturheilkunde oder Ganzheitsmedizin, und so ist es nicht weiter verwunderlich, dass ein Gesamtkonzept der ganzheitlichen Krampfadertherapie, das die gesamte Palette der Entfernung von Krampfadern von den kleinsten Besenreisern bis hin zu den großen schlauchartigen Krampfadern, wie Sie sie in diesem Buch vorfinden, eher jenseits der konventionellen Schulmedizin von Heilpraktikerinnen angeboten werden kann. Hier geht es um Heilung, hier geht es um die Zusammenstellung eines individuellen

Konzeptes. Dazu gehört auch die Anpassung von Dosis und Konzentration der Kochsalzlösung je nach den Gegebenheiten und Bedürfnissen der einzelnen Patientin oder des einzelnen Patienten. Richtig angewandt kann so eine Kombination von Heilmethoden Ergebnisse erzielen, die an ein Wunder grenzen. Je nachdem, welche Krampfadern die einzelne Person hat und wie die Ausprägung ist, wird es hier mit einem einmaligen drastischen Eingriff, wie das die konventionelle Krampfadertherapie darstellt, zwar selten getan sein. Doch im Laufe von Monaten, manchmal Jahren wird man mit Geduld und Einfühlungsvermögen Krampfadern entfernen, den früheren Zustand der Durchblutung des Beines wieder herstellen und optisch ein eindrucksvolles Ergebnis erzielen können. Über all diesen Bestrebungen steht das Prinzip, dass der Körper diesen Heilungsweg selbst beschreitet, durch die Behandlung nur angeleitet wird, und mit seinen Heilmechanismen die Adern eigenständig auflöst und den Kreislauf neu ordnet. Das kann man einerseits durch Stärkung des Bindegewebes, Verbesserung der Wasserverteilung, Ersatz fehlender Vitalstoffe und so weiter erreichen, letztendlich aber vor allem durch die gezielte Anwendung von Kochsalzlösung, einem Botenstoff, den der Körper versteht, den er selbst für Reparaturarbeiten einsetzt.

Worum es hier geht, ist in diesem Buch zweier erfahrener

Heilpraktikerinnen gut beschrieben. Beide haben ja bei mir in der Praxis die Kochsalztherapie kennen und anwenden gelernt, und beide haben nicht nur die manuelle Geschicklichkeit, die bei dieser Heilmethode von Vorteil ist – denn das gezielte Einspritzen von Kochsalzlösung und ihre Verteilung im Bein entscheidet ja über das Ausmaß des Behandlungserfolgs und ist eine Art Handwerk – sondern beide verfügen in einem hohen Maß über die Gabe, individuelle Behandlungskonzepte für die einzelne Patientin und den einzelnen Patienten zu entwickeln. Aus diesem Erfahrungsschatz heraus ist dieses Buch entstanden, ein Ratgeber, der Betroffenen die Möglichkeit bietet, die Behandlung von Krampfadern selbst in die Hand zu nehmen, schädliche Verfahren im Vorfeld abzuwenden, unter den sanften Methoden Heilmittel für sich zu entdecken und zur Eigenanwendung zu probieren, und der aber auch in Fällen, in denen eine gezielte Entfernung von Krampfadern notwendig ist, den Weg zu Therapeutinnen und Therapeuten weist, die die sanfte Krampfaderentfernung mit Kochsalzlösung praktizieren.

Dr. med. Berndt Rieger

## EINLEITUNG

Die meisten Mediziner sind der Meinung, dass die Bereitschaft zur Krampfaderbildung angeboren ist. So kann man davon ausgehen, dass ca. 80 % aller Betroffenen in ihrer Familie von Krampfadern berichten können. Jedoch sehen wir auch immer wieder Patienten, die keine erbliche Vorbelastung vorweisen können. Hinzu kommen weitere sich ungünstig auswirkende Faktoren, wie Übergewicht, arbeitsbedingt langes Stehen oder Sitzen, die Einnahme von Hormonen (Pille), ein schwaches Bindegewebe und so weiter. Jahrelange Beobachtungen an Patienten zeigen, dass Krampfadern auch häufig nach Verletzungen und somit nötig gewordenen Operationen entstanden sind. Die dadurch entstandene Narbenbildung und die Verletzung des Venensystems bringen als Folge oft Krampfadern hervor. Viele Patienten sagen: „Das kam erst nach der Operation." Oftmals bilden sich Krampfadern erneut nach einem Venenstripping aus, da bei dieser Methode viele Narben im Bein entstehen und der natürliche Verlauf der Gefäße behindert wird.

Mit Sicherheit können wir Krampfadern auch als Zivilisationskrankheit betiteln, ist es doch bekannt, dass Naturvölker, fernab unser Zivilisation, keine oder wenig Krampfadern haben. Krampfadererkrankungen nehmen in genauso häufigen Maße zu wie andere ernährungsbedingte Zivilisationskrankheiten. Doch hierzu mehr in den späteren Kapiteln.

Eines sei noch gesagt. Natürlich können sich all diese Faktoren ungünstig auswirken und eine Rolle bei der Entstehung von Krampfadern spielen. Entscheidend für die Entwicklung dieses Leidens ist jedoch die ganz individuelle Konstitution. Wir haben verschiedenste Möglichkeiten in unserem Leben die Weichen zu stellen. Dazu soll dieses Buch als Anregung dienen.

## WAS SIND KRAMPFADERN UND BESENREISER?

Krampfadern sind oberflächliche Venen, die streckenweise so erweitert sind, dass sie als geschlängelte, knotig wirkende Blutgefäße unter der Haut hervortreten.

Krampfadern werden medizinisch als Varizen (varix = knotig, gewunden, gedreht) bezeichnet. Sie treten meist an den Beinen auf, können jedoch auch an anderen Stellen, z.B. der Speiseröhre (Ösophagusvarizen), vorkommen.

Krampfadern sind die häufigste Venenerkrankung und in der Bevölkerung weit verbreitet. Jede zweite Frau und jeder vierte Mann sind im Laufe ihres Lebens davon betroffen.

Als Besenreiser bezeichnet man die schwächere Form von Krampfadern, die oft als spinnennetzartige, feine Gefäße an den Ober- und Unterschenkeln zu finden sind, vereinzelt auch im Gesicht. Besenreiser verursachen im Gegensatz zu Krampfadern keine gesundheitlichen Probleme, werden unter kosmetischen Gesichtspunkten jedoch oft als störend empfunden.

### Wie entstehen Krampfadern?

Die Arterien transportieren das Blut vom Herzen in den Körperkreislauf. Zurück zum Herzen, wo es wieder neu in den Kreislauf gepumpt wird, gelangt das Blut durch die Venen.

Damit der Rückfluß zum Herz gelingt, müssen die Venen in den Beinen der Schwerkraft entgegenwirken. Diese Arbeit wird mit Hilfe der Muskeln im unteren Teil der Beine geleistet, die wie Pumpen fungieren. Elastische, unter Spannung stehende Venenwände und winzige Venenklappen, die sich nur in eine Richtung öffnen, tragen ihren Teil dazu bei. Die Klappen öffnen sich, wenn das Blut zum Herzen hinfliest. Sie schließen dann wie Rückschlagventile, um einen Rückfluß zu verhindern. Mit zunehmendem Alter oder erhöhtem Druck auf die unteren Beinvenen (z.B. Übergewicht, Schwangerschaft, stehende Berufe, Bindegewebsschwäche) können die Venen an Elastizität verlieren. Sie dehnen sich und können Ausbuchtungen bilden. Dadurch können die Einweg-Klappen evtl. nicht mehr richtig arbeiten. Das Blut, das eigentlich zum Herzen fliesen sollte, fliest rückwärts und dehnt dabei die Venenwände bzw. die Venenklappen. Infolge des Rückstaus kann der Rückfluß zum Herzen nicht mehr gewährleistet werden. Das Blut versackt in den Krampfadern und fehlt somit dem gesamten Körperkreislauf. Die gedehnten Venen können nach außen als Krampfadern sichtbar werden. Durch die Schlängelung der Venen versucht der Körper der Schwerkraft entgegen zu wirken, um doch noch etwas Blut zum Herzen zurück zu befördern. Eigentlich ein genialer Trick, für die Betroffenen jedoch äußerst unschön.

## Unterschiedliche Arten von Krampfadern

Krampfadern werden je nach Lage und Größe in verschiedene Typen eingeteilt:

**1. Stammvarizen:**

An der Oberfläche befinden sich die Hauptvenen: die große Rosenvene *(Vena saphena magna)* die von der Fußinnenseite über die Innenseite des Unter- und Oberschenkels an der Leiste in die tiefen Venen mündet und die kleine Rosenvene, die an der Fußaußenseite über den hinteren Unterschenkel verläuft *(Vena saphena parva)*. Sind beide zu Krampfadern erweitert, bezeichnet man dies als Stammvarikose. Dies ist mit 85 % die häufigste Form. Stammvarizen können fingerdick am Ober- und Unterschenkel entstehen, oft sind sie auch am Schienbein sichtbar.

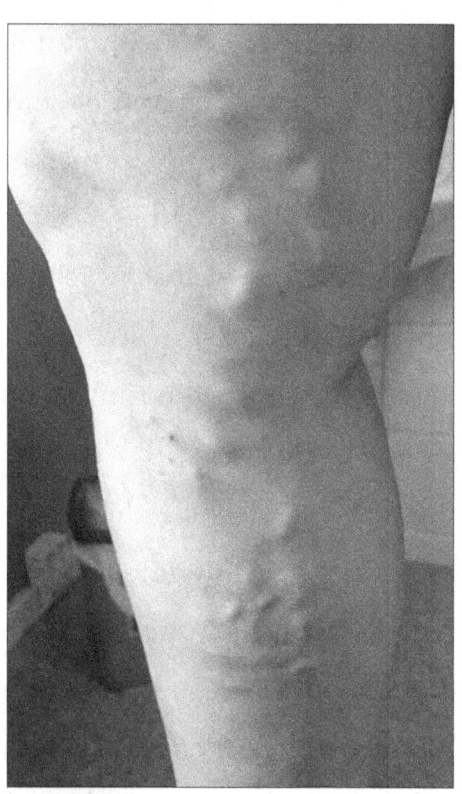

*Stammvarize*

**2. Seitenastvarizen:**

Sie entstehen aus kleineren Venen, die astförmig von den Stammvenen abgehen. Sind sie erweitert, spricht man von einer Seitenastvarikose. Sie tritt oft zusammen mit Stammvarizen auf. Diese Varizen können an der Innen- und Außenseite des Beines auftreten. Meistens sind sie sehr geschlängelt und somit gut sichtbar.

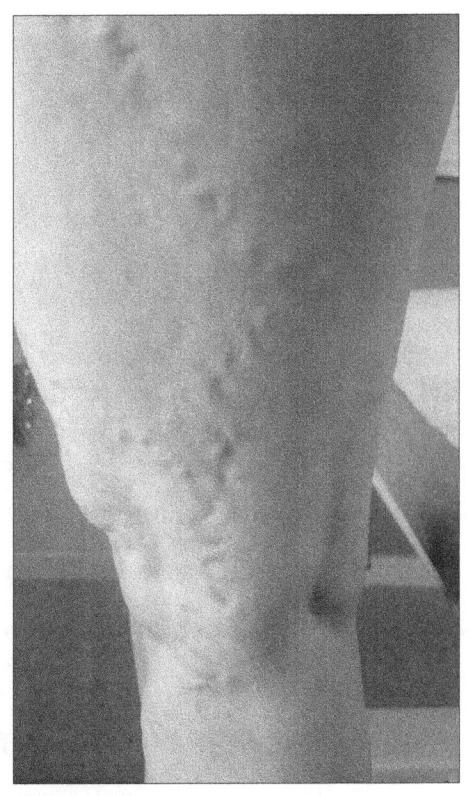

*Seitenvarize*

**3. Perforansvarizen:**

Dies sind krampfaderartig erweiterte Verbindungsvenen zwischen dem tiefen und oberflächlichen Venensystem. Sie sind manchmal im Stehen als Vorwölbung sichtbar und im Liegen wie ein Loch (eine Lücke in der Gewebsunterlage) tastbar. Die wichtigsten sind die Cockettschen Perforansvenen oberhalb der Innenknöchel.

**4. Retikuläre Varizen (Besenreiser):**

Obwohl sie deutlich unscheinbarer als Stammvarizen wirken, sind Besenreiser fast jedem ein Begriff.

Das sind kleine rötlich-blaue Venen in der Haut, die oft weniger als einen Millimeter Durchmesser haben. Sie können vereinzelt auftreten, aber oft sind sie als verzweigtes Netzmuster sichtbar. Besenreiser treten in Kombination mit Krampfadern auf. In diesem Fall ist es nötig, erst die darunter liegenden Krampfadern zu behandeln. Manchmal kommt es auch durch eine Bindegewebsschwäche zum Erscheinen von Besenreisern. Circa 95 % der Krampfadern entstehen aus nicht geklärten (idiopathischen) Ursachen, diese sind die primären Krampfadern. Sekundäre Krampfadern, ca. 5 %, entstehen aus einer erworbenen Erkrankung, meist aus einem Blutgerinnsel (Thrombose) im tiefen Venensystem.

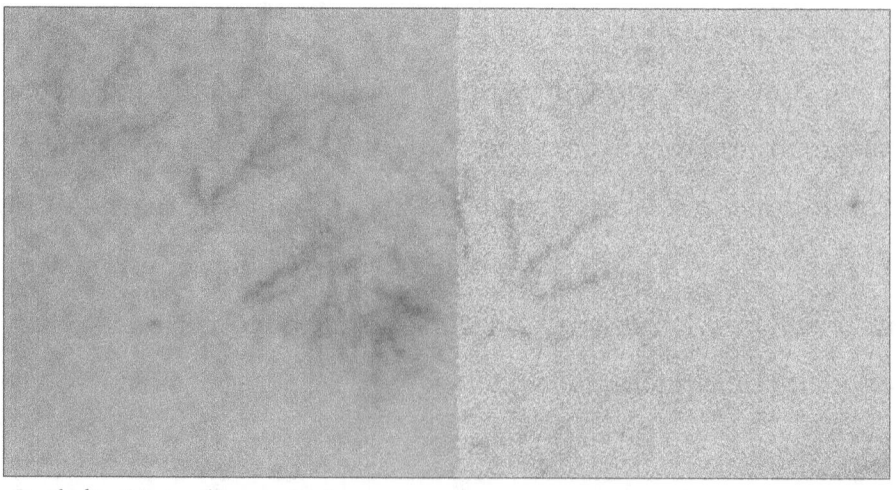

*Retikuläre Varize (Besenreiser)*

## BESCHWERDEN UND GEFAHREN, DIE DURCH KRAMPFADERN ENTSTEHEN

Häufige Symptome, die auf eine Krampfaderbelastung hinweisen oder sich bei bestehenden Krampfadern zeigen:

### Juckreiz

Wenn über einen längeren Zeitraum das Blutvolumen und der Druck im krankhaften Venensystem anhält, kommt es zu entzündlichen Hautreizungen mit Jucken, bis hin zu Ekzemen. Diese entstehen durch das Austreten von Flüssigkeit aus den Venen ins Gewebe, was zu einer Sauerstoffunterversorgung führt und somit zu abgelagerten Stoffwechselprodukten, spürbar als Juckreiz, Rötung und Schuppung.

Beispiel: Patient mit Krampfadern, entwickelte im Laufe der Zeit einen extremen Juckreiz an den Unterschenkeln. Er kratzte sich teilweise blutig. Hinzu kam nachts ein massives Brennen der Füße, welches er nur durch nächtliche Eiswasser-Fußbäder unterdrücken konnte. Nach Behandlung der Krampfadern verbesserten sich die Beschwerden deutlich und er konnte nachts wieder schlafen.

### Ödeme / schwere Beine

Zu Ödemen kommt es durch Versacken des Blutes und verhindertem Rückfluß desselben im unteren Beinbereich.

Hier entsteht vermehrte Blutfülle. Solche Beine fühlen sich meist schwer an.

## Venenentzündung

Eine Entzündung der oberflächlichen Venen heißt Phlebitis. Sie ist eine Erkrankung der hautnahen Venen und betrifft die Venenwand. Sind oberflächliche Krampfadern entzündet, spricht man von Varikophlebitis mit den Symptomen: Rötung, Schwellung, Schmerzhaftigkeit und Verhärtung des betroffenen Venenabschnittes. In diesem Fall sollten Sie unbedingt einen erfahrenen Heilpraktiker oder Arzt zu Rate ziehen.

## Thrombose / Embolie

Bei einer Thrombose bildet sich ein Blutgerinnsel in einer tiefen Beinvene. Dieser Blutpfropfen behindert den Blutstrom. Es kommt zu Schmerzen, Schwellungen und einem Schweregefühl, häufig auch ganz plötzlich.

**Es gibt 2 Arten von Thrombosen**

Eine Form betrifft die oberflächlichen Venen. Diese befällt überwiegend krampfaderartig veränderte Venen. Sie ist nicht harmlos, denn sie kann zu einer tiefen Beinvenenthrombose sowie zu einer Lungenembolie führen! Oberflächliche Thrombosen führen als Folge eines Krampfaderleidens häufig zu

Komplikationen, daher stellt eine vorzeitige Behandlung eine vorbeugende Maßnahme dar.

Die andere Form ist die tiefe Beinvenenthrombose. Hier ist eine zügige Therapie entscheidend, denn sie stellt ein hohes Risiko für eine Lungenembolie dar.

Ein Gerinnsel kann sich auch in den Arterien bilden. Es handelt sich dann um eine arterielle Thrombose, die der Grund für einen Herzinfarkt oder Schlaganfall sein kann.

## Offenes Bein / bräunliche Pigmentierung

Verschiedene Ursachen können zum offenen Bein führen. Die häufigste (bis zu 90 %) ist eine chronische Störung des venösen Abflusses. Dies kann die Folge einer tiefen Beinvenenthrombose oder ausgedehnter Stammvarizen sein. Oftmals weisen bräunliche Hautpigmentierungen am Knöchel und Unterschenkel auf den Beginn eines Ulcus cruris (offenes Bein) hin. Durch jahrelange Blutstauung hält die Haut dem chronischen Druck nicht mehr stand. Durch Übertritt von Blutbestandteilen wie Eisenpigment aus den defekten Venen können sich dunkle Verfärbungen (Pigmentierungen) bilden.

Der ständige Rückstau schädigt vor allem die kleinsten Gefäße, die Kapillaren. Als Folge können sie das Gewebe nur noch mangelhaft mit Sauerstoff und Nährstoffen versorgen bzw. Stoffwechselprodukte nicht mehr ausreichend abtransportieren. Diese Mangelversorgung betrifft auch das Gewebe darunter und zeigt sich irgendwann an der Haut. Haut und Unterhaut werden zunächst unelastisch und empfindlich. Schreitet die Erkrankung fort, geht die Haut an manchen Stellen zugrunde. Schließlich entsteht eine offene Wunde. Dies passiert meist oberhalb des Innenknöchels. Hieraus können sich oft geschwürartige, sehr schmerzhafte Wunden bilden. Bleibt die Behandlung der Ursache aus (Krampfadern), ist die Wundheilung ein langwieriges und meist erfolgloses Unterfangen.

# DIE BIOLOGISCH-SANFTE KRAMPFADERENTFERNUNG

## Die Geschichte der sanften Krampfaderentfernung

Die Kochsalztherapie wurde durch den Dermatologen Prof. Dr. Paul Linser (1871 – 1963) ins Leben gerufen. Dieser Arzt forschte zu dieser Zeit an geeigneten Therapien zur Behandlung der Syphilis. Diese Krankheit war damals mangels Antibiotikum eine schwerwiegende und tödlich verlaufende Erkrankung. Bei seinen Versuchen injizierte Prof. Dr. Linser eine Mischung aus Quecksilberchlorid (eine Quecksilber-Salz-Verbindung) und Salvarsan (Arsphenamin, eine arsenhaltige Substanz) in die Venen. Zu seinem Erstaunen bildete diese Lösung in den oberflächlichen Venen festanhaftende Thrombosen. Bei manchen Patienten verschwanden die Venen sogar komplett, was seiner Testreihe sehr ungelegen kam. Er schloss daraus, dass diese Lösung eventuell für den Verschluß von Krampfadern nützlich sein könnte, was sich dann auch bestätigte. Das Quecksilber wegen seiner hohen toxischen Wirkung und mangelnder Notwendigkeit bei der Krampfaderbehandlung durch konzentrierte Kochsalzlösung ersetzt. Die Kochsalztherapie war geboren und eine Alternative zu den damals sehr aufwendigen und durchaus gefährlichen Krampfaderoperationen war gefunden. Linser widmete sich

jetzt hauptsächlich der Krampfadertherapie und wurde noch vor dem 1. Weltkrieg zu einem der ersten Venenspezialisten in Deutschland und Europa. Bald schlossen sich ihm viele Mediziner an und er veröffentlichte 1936 mit seinem Oberarzt K. H. Vohwinkel das erste Buch über die Kochsalztherapie.
Leider waren zu dieser Zeit die Arbeitsmaterialien noch nicht so ausgefeilt wie heute. Daher kam es aufgrund von z.B. zu stumpfen oder zu dicken Nadeln bzw. durch mangelndes Geschick mancher Therapeuten immer häufiger zu Fehlinjektionen ins umliegende Gewebe, was zwangsläufig zu einem Absterben des betroffenen Bereichs führte. Aufwendige chirurgische Operationen wurden notwendig und die Kochsalztherapie verlor zunehmends an Beliebtheit.
Ein Schüler von Prof. Dr. Linser, der Arzt Dr. Max Otto Bruker (1909-2001) hatte als einer der ersten naturheilkundlich arbeitenden Ärzte großes Interesse, diese Methode am Leben zu erhalten. Er praktizierte sie bis ins hohe Alter sehr erfolgreich in der Lahnsteinklinik bei Koblenz. Er veröffentlichte das Buch „Krampfadern". Neu war, dass Dr. Bruker als Pionier für Ernährung, Entschlackung und Vitalstoffversorgung seinen Patienten ein ganzheitliches Behandlungskonzept anbieten konnte. Hinzu kam, dass die Entwicklung dünnerer Kanülen einen erheblichen Fortschritt bot und es somit möglich wurde, auch kleinere Gefäße präzise zu behandeln.

In der Lahnsteinklinik ließ sich auch der Allgemeinmediziner Dr. Sundaro Köster wegen seines Krampfaderleidens behandeln. Begeistert vom Resultat erlernte er die Methode, um sie selbst in der Praxis einzusetzen. Er trug einen wesentlichen Bestandteil zur Verbesserung der Methode bei, indem er durch Hinzuspritzen von physiologischer Kochsalzlösung bei Fehlinjektionen bzw. Platzen eines Gefäßes die Wirkung der hochprozentigen Kochsalzlösung „ablöschte". So konnte eine Geschwürbildung verhindert werden. Dies wird in der heutigen Praxis angewandt und somit kann die Hauptkomplikation dieser Therapie verhindert werden, wo ein/e erfahrene/r und aufmerksamer Therapeut/in die Methode durchführt.

Dr. Berndt Rieger, Internist aus Bamberg, erlernte die Methode bei Dr. Köster und optimierte sie. Er beobachtete des öfteren bei behandelten Patienten eine starke Braunverfärbung um den Verlauf der Krampfader, die sich oft sehr lange am Bein hielt. Auch starke Schmerzen während und nach der Behandlung sowie eine extreme Entzündungsneigung veranlassten ihn, bei den Patienten mit individuellen Lösungen zu erstellen. Bis zu diesem Zeitpunkt war es üblich, jedem Patienten eine 27%ige Lösung zu injizieren. Er begann mit unterschiedlich konzentrierten Lösungen zu arbeiten und konnte dadurch starke Reaktionen vermeiden. Durch die verfeinerte Methode arbeiten wir heute mit unterschiedlichen Konzentrationen von 5 % bis 27 %.

Dr. Köster und Dr. Rieger veröffentlichten 2012 gemeinsam ein Buch über Krampfadern. Zu Recht können wir heute von einer sanften Krampfaderentfernung sprechen. Durch die individuell an den Patienten und seine Krampfadern angepassten Lösungen bleiben dem Patienten starke Entzündungsreaktionen, Verfärbungen und Schmerzen in den meisten Fällen erspart.

In der Praxis sehen wir oft, dass bereits eine Konzentration von z.B. 10 % ausreichend ist um ein ganzes Bein zu sanieren.

Durch den „Löscheffekt" und die Dosisanpassung verfügen wir heute über optimale Vorraussetzungen, um die Kochsalztherapie erfolgreich durchzuführen.

Dies geben wir auch so unseren Schülern in der Praxis weiter.

## Vorgehensweise

Zuerst erfolgt eine eingehende Aufklärung mit Tastbefund und Farbdoppler-Ultraschalluntersuchung. Es wird überprüft, ob und wie viele krankhaft erweiterte Gefäße vorhanden sind, und ob eine Venenklappe in der Leiste (Crosse) defekt ist. Ist dies der Fall, kommt es zu einem Rückfluss in die tiefen Beinvenen. Der dadurch ausgelöste Stau führt zur Erweiterung der großen Rosenvene (Vena saphena magna). In diesem Fall muss hier als erstes mit der Behandlung begonnen werden um einen Verschluß der geschädigten Vene zu erreichen. Nur so kann ein Rückfluss und eine Neuausbildung von Krampfadern vermieden werden. Wenn der Venenstern (Crosse) in Ordnung oder bereits saniert ist, kann man sich auf die Entfernung der Krampfadern konzentrieren.

Hierzu wird in eine geeignete Vene ein Venenverweilkatheter gelegt. Die Nadel wird je nach Ermessen des Therapeuten im Liegen, Sitzen oder Stehen gestochen und fixiert. Der venöse Zugang sollte nach oben (Richtung Leiste) schauen, um die Kochsalzlösung beim Anheben des Beines Richtung Crosse laufen zu lassen. Das oberste Ziel der Kochsalztherapie ist es, einen Verschluss an den defekten Venenklappen zu erreichen. Durch Senken des Beins oder das Umlagern des Patienten kann man die Kochsalzlösung in die gewünschte Region lenken. Die Einstichstelle wird am besten oberhalb des Knöchels oder am Unterschenkel gewählt, damit die Lösung beim Weg zur Leiste auch vorhandene Besenreiser erreicht, die direkt in der Haut liegen. Die Priorität des Therapeuten liegt jedoch in der Wahl der Vene, die ihm für die Behandlung am geeignetsten erscheint.

Nach Überprüfung der richtigen Lage des Katheters und der Stabilität der gewählten Vene mittels physiologischer Kochsalzlösung wird eine auf den Patienten individuell angepasste Kochsalzlösung langsam und aufmerksam injiziert. Vor dem Spritzen wird das Bein leicht angehoben, um die Ader möglichst zu entleeren. Dadurch erhöht sich die Wirkung des Kochsalzes, da es nicht durch den Blutstrom verdünnt wird, und somit direkt an den Gefäßinnenwänden eine Reaktion hervor. Innerhalb weniger Sekunden zieht sich die Krampfader zusammen und beginnt sich eventuell auch schon zu verkleben. Der Patient nimmt dies als Druck oder Krampf wahr, der sich nach Beginn des Einspritzens aufbaut und dann langsam seinen Höhepunkt erreicht. Die Wirkung lässt rasch nach. Empfindet der Patient die Reaktion als zu stark, kann physiologische Kochsalzlösung dazugespritzt werden, wodurch sich die injizierte Lösung verdünnt und den übermäßigen Schmerz verschwinden lässt. Oft kann man ein Rotwerden (Einfärben) von Besenreisern im Einflussgebiet der Injektion wahrnehmen. Daran erkennen wir, dass auch diese kleinen Gefäße von der Kochsalzlösung durchspült sind. Überall dort, wo während der Behandlung ein Krampf oder ein Drücken auftreten, befinden sich Krampfadern. Durch Ausstreifen und Massieren des Beines und Dosisanpassung lässt sich die Behandlung leicht aushalten Zahlreiche Patienten sind am Ende erstaunt , weil „es ja gar nicht so schlimm war". Die Lösung wird langsam gespritzt – der Patient fühlt wie und wo die Lösung sich ausbreitet und ist dazu aufgefordert uns dies genaustens zu berichten. Anhand der Schilderung des Patienten können wir im Rückschluß daraus folgern wie weit das Behandlungsziel erreicht ist. Der erste Teil der Behandlung ist abgeschlossen wenn die Lösung mit gehobenem Bein an der Leiste angekommen ist Sind viele Krampfadern oder auch Seitenastvarizen vorhanden, besteht der nächste Schritt darin, den Patienten umzulagern (z. B. Bauchlage) oder das gestreckte Bein nach unten von der Liege hängen zu lassen, um die Lösung optimal zu verteilen. Hier nutzen wir die Gesetze der Schwerkraft. Ist die Wirkung in manchen Bereichen nicht ausreichend, kann noch eine zweite Nadel gelegt werden. Die Konzentration wird auch wie vorher dem Durchmesser, der Beschaffenheit der Vene und der Empfindsamkeit des Patienten angepasst. Nach Beendigung der Behandlung wird die Nadel herausgezogen, der Patient darf aufstehen und ein wenig auf und ab gehen. Die meisten sind sehr erstaunt, dass sie gar nichts mehr spüren bzw. eine angenehme Leichtigkeit im Bein wahrnehmen.

Durch die Behandlung mit Kochsalz wird eine Verschweißung der Vene angeregt. Im Laufe der nächsten Tage wandelt sich die Krampfader zu einem festen, harten Strang um, der für den Patienten hart und knubbelig tastbar ist. In dieser Phase ist der Durchmesser der Ader meist schon deutlich geschrumpft und das kosmetische Ergebnis schon annehmbar. Der Körper erkennt den Strang als unbrauchbar gewordenes Gewebe an und baut dieses über die Fresszellen des Immunsystems innerhalb eines halben Jahres ab. Der Heilverlauf ist bei jedem Patienten unterschiedlich.

**Was passiert wenn Kochsalz in eine gesunde Venen gespritzt wird?**

Sollte das passieren, ist es nicht dramatisch. Die Innenschicht einer gesunden Vene ist sehr stabil, mit festen Muskeln in der Venenwand ausgestattet und kann durch Pumpbewegungen hohe Konzentrationen von Kochsalz sofort mit Blut verdünnen. Die Innenschicht einer Krampfader ist dünn und weich und der Kochsalzlösung hilflos ausgeliefert. Daher kann vielen Patienten die Angst genommen werden „zu viele Adern" zu entfernen, denn die Kochsalztherapie ruft nur in geschädigten Venen eine Reaktion hervor.

## Vorteile der Kochsalztherapie

Die Vorteile liegen klar auf der Hand:

- Bei dieser Methode entfällt die vielseits gefürchtete Operation mit Vollnarkose
- Die Behandlung erfolgt ambulant
- Nur minimale Kreislaufbelastung
- Keine Narkose oder Anästhesie erforderlich
- Nahezu schmerzfreie Behandlung, lediglich Krampf- oder Druckgefühl
- Es werden gezielt nur Krampfadern entfernt, gesunde Venen reagieren auf die Kochsalzlösung nicht
- Kosmetisch unsichtbar, keine Narbenbildung
- Kein Allergierisiko, Kochsalz ist eine körpereigene Substanz
- Keine ausgedehnten Blutergüsse
- Keine Nerven- oder Lymphgefäßverletzungen
- Kein Tragen von Stützstrümpfen und kein Wickeln der Beine notwendig
- Nach der Behandlung sofort geh- und belastungsfähig
- Die Behandlung kann ohne Komplikationen immer wieder durchgeführt werden

## Heilverlauf

Nach der Behandlung kommt es innerhalb von wenigen Tagen zu einer Verhärtung der Krampfader. Das zeigt uns, dass die Behandlung erfolgreich war. Der Verschluss der Vene hat stattgefunden. Wenn Verbindungen in die Tiefe bestehen und dort viele Krampfadern sind und mitbehandelt wurden, reagiert der Körper manchmal mit einer Entzündung rund um das betroffene Gewebe. Es zeigen sich Schwellung, Rötung, Überwärmung und Schmerzen. Diese klingen jedoch in ein paar Tagen von selbst ab oder können mit naturheilkundlichen Mitteln (Homöopathie, Schüssler Salzen) kuriert werden. Quarkumschläge, kühles Abduschen und alle antientzündlichen Maßnahmen sind während dieser Phase sinnvoll. In der Regel jedoch können die Patienten nach der Behandlung ganz gewohnt ihren Hobbys (Sport etc.) und Tätigkeiten nachgehen. Nach der ersten Verschweißungsreaktion beginnt der Körper das somit unbrauchbar gewordene Venengewebe abzubauen.

### Risiken / Nebenwirkungen

Die sanfte Krampfaderentfernung ist sehr effektiv und nebenwirkungsarm. Zu erwähnen sind in seltenen Fällen folgende unerwünschte Wirkungen und Komplikationen:

### Pigmentierung

Kurzfristige, bräunliche Verfärbung entlang der behandelten Vene als Folge einer entzündlichen Heilreaktion oder zu scharfer Behandlung.

## Entzündungen

Entzündungen können als Erstreaktion auftreten. Sie klingen nach wenigen Tagen ab und sind selten andauernd. Hier wird naturheilkundlich unterstützt (siehe begleitende Maßnahmen).

## Absterben von Gewebe / Nekrosen

Die Kochsalzlösung gelangt durch fehlerhafte Injektion oder Platzen eines brüchigen Gefäßes ins benachbarte Gewebe. Es kann zu einer offenen Wunde kommen, die nur sehr zögerlich abheilt. In der Praxis kann der erfahrene Kochsalztherapeut mit dem Löscheffekt sofort dagegenwirken. Hierbei wird dem Patienten zum Ablöschen bzw. Verdünnen der scharfen Lösung physiologische Kochsalzlösung mehrfach und ausreichend injiziert.

## Blutgerinnsel

Bei der Kochsalztherapie sind in über 100.000 Fällen keine Thrombosen mit Lungenembolie aufgetreten und daher äußerst unwahrscheinlich. Jedoch ist vor der Behandlung abzuklären, ob der Patient vor kurzem oder aktuell Beschwerden einer Thrombose zeigt und somit erst nach Abklingen (mind. vier Wochen) behandelt werden darf.

**Abflussstörungen**

Eine Abflussstörung ist möglich, wenn beim Patienten zu viele Venen in einer Sitzung behandelt wurden. Dies ist eine vorübergehende Störung im Kreislaufsystem und legt sich mit der Zeit von alleine.

Zu erwähnen sind in Ausnahmefällen noch Schmerzen an der Einstichstelle, örtliche Verhärtungen, Übelkeit und Herz-Kreislaufreaktionen bis hin zu Kollaps und kurzer Bewusstlosigkeit.

**Kontraindikationen**

Eine Krampfaderentfernung mittels hochprozentigem Kochsalz sollte nicht durchgeführt werden bei schweren Allgemeinerkrankungen wie z.B. Tumorerkrankungen, schweren Nieren- und Lebererkrankungen, bei Diabetes mit Nervenschädigungen, akuten Infekten mit Fieber sowie bei bestehender oder kürzlich durchlaufener Thrombose. Bei Marcumarpatienten ist ein aktueller Quickwert Voraussetzung zur Behandlung. Bei zu geringem Blutgerinnungsfaktor wird sich die Vene eventuell nicht verschließen. In vielen Fällen jedoch ist eine Behandlung möglich und sollte nur von einem erfahrenen Therapeuten durchgeführt werden.

## Welche Krampfadern eignen sich?

Im Grunde genommen eignen sich alle als Krampfadern betitelten Venen für die Kochsalztherapie. Die Dicke der Adern sollte zirca zwei Millimeter betragen, nach oben gibt es keine Grenzen. Individuell soll vom Therapeuten entschieden werden.

## Die Behandlung von Besenreisern

Als Besenreiser bezeichnet man die kleinste Form von Krampfadern. Sie stellen zwar kein gesundheitliches Risiko dar, werden aber meistens als sehr störend empfunden. Bei manchen Frauen sind sie stark ausgeprägt und deutlicher als Krampfadern zu sehen. Besenreiser können durch eine Bindegewebsschwäche entstehen oder als Auswüchse einer darunter liegenden Krampfader. Im letzteren Fall sollte zuerst die Krampfader behandelt werden.

Besenreiser können entweder über eine große Vene in der Nähe behandelt werden oder mit einer feinen Nadel direkt gespritzt werden. Dies sollte im Abstand von sechs Wochen mindestens 2-3 mal geschehen. Bei sehr hartnäckigen Besenreisern erfordert es häufigere Nachbehandlungen. In der Praxis erlebten wir Fälle hochgradiger Besenreiser und erzielen durch ein mehrwöchiges, kontinuierliches Nachbehandeln beste Erfolge.

# Andere Methoden zur Krampfaderentfernung

**Venenstripping**

Das heutige Standardverfahren ist die Entfernung nach Babcock. Üblicherweise werden bei einer Operation die Krampfadern unter Vollnarkose operiert. Bei ausgeprägter Stammvarikose im Verlauf der großen und kleinen Saphena wird die ganze Ader entfernt sowie weitere Varizen, die mit der großen oder kleinen Saphena in Verbindung stehen.

Die V. saphena magna wird in der Leiste durchtrennt und das tiefe Venensystem aufgesucht. Die einmündenden Venen werden dann zugeknotet und verschlossen (Crossektomie), dann wird der Venenstripper in die offene Krampfader geschoben. Auf der Spitze dieses Venenstrippers befindet sich ein Kopf, der die Funktion eines Widerhakens hat. Am anderen Ende befindet sich ein Handgriff. Durch starkes Ziehen wird die aufgefädelte Krampfader herausgerissen. Meist sind zwei Schnitte erforderlich. Sollen Seitenäste der Hauptkrampfadern (Miniphlebektomie) mit entfernt werden, sind mehrere Schnitte notwendig. Mit speziellen Haken, die einer Häkelnadel ähneln, werden die varikösen Adern herausgezogen. Die Wunden werden dann mit einer Naht verschlossen. Der Patient muss für mindestens drei Monate Kompressionsstrümpfe der Klasse II tragen. Häufig entstehen im Verlauf der gezogenen Venen schmerzhafte Blutergüsse.

Sollten Restvenen an der Einmündung der Vena saphena magna ins tiefe Venensystem verbleiben, kommt es meist erneut zur Krampfaderbildung.

## CHIVA-Methode

Bei dieser aus Frankreich stammenden Methode zur Krampfaderbehandlung, werden die varikösen Adern abgeschnürt und belassen, nicht mehr entfernt. Geringere Verletzungen von Weichteilen, Lymphbahnen und Nerven sind hierbei der Vorteil. Dies erfordert aber eine gute Voruntersuchung mittels Doppler-Ultraschall, um die Strömungsverhältnisse genau zu prüfen. Es müssen die richtigen Stellen der Venen und Perforansvenen unterbunden werden. Diese Methode ist sehr zeitaufwendig und erfordert ein großes Geschick des Operateurs.

## Lasertherapie

Über einen Einschnitt am Bein wird eine Lasersonde unter Ultraschallkontrolle in die betroffene Vene eingeführt und zur Venenwand geleitet. Die Sonde erhitzt sich und verschließt das Gefäß. Es kommen nur Krampfadern in Betracht, die nicht sehr stark ausgeprägt sind und einen geradlinigen Verlauf haben. Die Patienten müssen für vier Wochen einen Kompressionsstrumpf tragen. Die Behandlung findet unter örtlicher Betäubung statt.

**Radiowellentherapie (VNUS-Closure)**

Nach Einführen eines Katheters in die Vene wird an der Katheterspitze eine gleichmäßige Temperatur von 120 Grad erzeugt. Diese verweilt an der ausgewählten Stelle 15 Sekunden, anschließend wird der Katheter um 6,5 cm weiter gezogen und die Vene ein weiteres Mal erhitzt. Damit soll ein gleichmäßiges Verschließen erreicht werden. Diese Therapie erfordert ein hohes Maß an Routine und Erfahrung. Eine fehlerhafte Platzierung kann zu Schäden an einer lebensnotwendigen tiefen Vene führen. Bei zu oberflächlicher Platzierung führt die Therapie zu häufigen Rezidiven (wiederkehrenden Krampfadern).

**Verödung**

Um eine Verklebung von Krampfadern hervorzurufen, müssen chemische Mittel in die Krampfadern injiziert werden. Die gängigsten Mittel sind Aethoxylsklerol und Varigloban. Neben zahlreichen Nebenwirkungen dieser Medikamente sei auf eine langwierige toxische Belastung der Leber hingewiesen. Ebenso ist die verödete Vene oft lange im Körper als Plastinat zu ertasten. Für ausgeprägte Krampfadern ist diese Methode nicht geeignet.

## VORBEUGENDE UND BEGLEITENDE MASSNAHMEN

### Homöopathie

Samuel Friedrich Hahnemann (geb. 10.4.1755) entdeckte am Ende des 18. Jhdt. das Wirkprinzip der Homöopathie bei einem Selbstversuch. Hierbei nahm er täglich ein „Quentchen" Chinarinde ein und dokumentierte die Wirkung sowie die dadurch hervorgerufenen Symptome. Diese ähnelten stark den Krankheitszeichen der Malaria, welche in dieser Zeit auch in Europa stark vertreten war.

Im Rückschluss erkannte er, dass eben diese Substanz Malariaerkrankten zur Heilung verhalf. Damit war das Grundprinzip der Homöopathie gefunden: *„similia similibus currentur"* und bedeutet „Ähnliches mit Ähnlichem heilen". Im Laufe seiner Forschungsarbeiten entwickelte er die „Dynamisierung" der Substanzen, die sogenannten Potenzen. Die Herstellung eines homöopathischen Arzneimittels ist äußerst aufwendig und erfolgt nach strengen Richtlinien, die bis heute von namhaften Herstellern eingehalten werden. In bestimmten Rhythmen wird die Ausgangssubstanz eines Heilmittels, z.B. Arnica montana, in einem Mörser mit einem Lactoseanteil (1:99) verrieben. Anschließend mit einem Schaber von der Mörserwand abgekratzt, um dann erneut gemörsert zu werden. Das Ganze erstreckt sich über einen Zeitraum von einer Stunde, dann haben wir die erste Potenzstufe C1 – Trituration erreicht. Bei den auch häufig gebrauchten D Potenzen ist das Mischungsverhältnis 1:9 und die Schüttelschläge betragen 10mal.

Durch diese Entdeckung konnten die heftigen Nebenwirkungen der Medikamente verringert werden. Denn verabreichte man eine Ursubstanz (z.B. Quecksilber), entstand beim Patienten dadurch in erster Linie nichts anderes als eine heftige Quecksilbervergiftung. Dank der Potenzierung konnte z.B. Quecksiber (Mercurius solubilis) und alle anderen Substanzen ohne Vergiftungserscheinungen zur Heilung führen. Durch die Potenzierung entfalten die homöopathischen Arzneien ihre dynamischen Kräfte, d.h. sie wirken als heilende Information ohne stofflichen, teils toxisch wirkenden Anteil. Die homöopathischen Arzneien wirken sanft, oftmals sehr schnell und durchaus dauerhaft. Wir haben es mit einer „Energiemedizin„ zu tun. Eine geniale Entdeckung, denn durch die Potenzierung ist ab einer gewissen Potenz kein nachweisbarer Wirkstoff mehr enthalten. Und so wirkt im Grunde allein die Information des potenzierten Wirkstoffes.

Um das Ganze etwas leichter zu erfassen hier ein kurzes Beispiel: Die Tollkirsche (Belladonna) ist eine uns allen bekannte Pflanze, die man häufig im Wald am Wegesrand findet. Beim Verzehr von Tollkirschen kann es zu sehr heftigen Symptomen kommen. Sie wirkt auf das Nervenzentrum und erzeugt

Zuckungen, Konvulsionen (Krämpfe) und Schmerzen. Es führt zu Halluzinationen (die Tollkirsche zählt zu den klassischen Drogen Europas), brennender Hitze, Röte und Trockenheit am ganzen oder Teilen des Körpers. Hinzu kommt eine gesteigerte Sinneswarnehmung. Diese Symptome kennt man auch z.B. bei starkem Fieber im Kindesalter, trockenes (ohne Schweißbildung), hohes Fieber mit knallrotem Kopf und Fieberwahn. In diesem Fall wirkt das homöopathische Mittel Belladonna oft Wunder, da hier Ähnliches mit Ähnlichem behandelt wird. Die homöopathischen Arzneien wirken auf der körperlichen, seelischen und geistigen Ebene. Ein erfahrener Homöopath wird die Potenz für Ihr Leiden optimal wählen.

Nachfolgend erhalten Sie Vorschläge zur Selbstbehandlung, um eine biologisch-sanfte Krapfaderentfernung zu unterstützen.

Sollten die Beschreibungen auf Sie zutreffen, halten Sie sich bitte an die vorgegebene Dosierung. Für die hauseigene Selbstverordnung empfehlen wir die sogenannten „Tiefpotenzen", die zugleich hauptsächlich auf der körperlichen Ebene wirken. Besorgen Sie sich die Arzneien in einer D12 Potenz, davon können Sie täglich 3 x 5 Globuli auf der Zunge zergehen lassen. Nach einer 3-wöchigen Einnahme sollten sich die Beschwerden eindeutig verbessert haben. Bei einer deutlichen Besserung können Sie die Globuli immer wieder nach Bedarf einnehmen. Auf lange Sicht sollten Sie unbedingt einen Homöopathen zu Rate ziehen.

**Die wichtigsten Mittel zur Behandlung von Krampfadern sind:**
*Pulsatilla – die Küchenschelle*
Ein großes Frauenmittel mit Bezug zum Hormonsystem.
Menschen die Pulsatilla benötigen können sehr launenhaft und von wechselnder Stimmung sein. So ist es bekannt als „Wetterfahne" der Heilmittel. In einem Moment noch fröhlich und ausgelassen, bricht man im nächsten Moment plötzlich in Tränen aus. Es besteht ein großes Bedürfnis nach Trost und Geborgenheit. Gerne wollen diese Menschen liebkost und in den Arm genommen werden. Diese Wechselhaftigkeit zeigt sich auch in einer Unfähigkeit Entscheidungen zu treffen. Diese Menschen können im Laden längere Zeit vor einem Regal stehen und sich einfach nicht entscheiden was sie heute einkaufen sollen.
Das Grundwesen dieser Menschen ist liebevoll, sanft und herzlich, kann sich jedoch als bockig und beleidigt zeigen. Geht man auf sie zu, ändert sich dies prompt, da sie generell ein großes Bedürfnis nach Zärtlichkeit und Liebkosung haben. Besonders in der Schwangerschaft kommt es meist zu einer allgemeinen Verschlechterung, körperlicher als auch seelischer

Art. Große Sorgen um ihr ungeborenes Baby können sie heimsuchen. Auch körperliche Beschwerden kommen dazu. Häufig zu beobachten ist eine Krampfaderbildung. Diese verschlechtert sich durch Überhitzung und verbessert sich durch kühle, frische Luft, sanfte Bewegung und kalte Anwendungen.

*Lachesis – die Buschmeisterschlange*
Ein Mittel mit Bezug zu Klimakterium, Pubertät, Schwangerschaft, Herzkreislaufsystem.
Lachesis-Patienten benützen ihre Redseligkeit als Ventil zum Druck ablassen. Es können intelligente, charismatische Reden sein, aber auch langweilige Monologe, die man nur schwer unterbrechen kann.
Diese Menschen ziehen die Aufmerksamkeit gerne auf sich, ihre Erscheinung ist oft schillernd und bunt. Misstrauen, Argwohn und Eifersucht begleiten sie.
Eine deutliche Verschlechterung entsteht durch Wärme (heißes Bad, Sauna etc.), Sonnenhitze, Berührung und leichten Druck, Verzögerung bzw. Verhaltung von Ausscheidungen (Menopause, Menstruation etc.)
Eine Verbesserung der Symptome erfahren Lachesis-Patienten durch ungehemmte Ausscheidungen (zu Beginn der Blutung), harten Druck und kühlende Maßnahmen.
Die Krampfadern sind oft bläulich – violett bis schwärzlich

verfärbt. Es kann zu einschießenden Schmerzen kommen, besonders beim Aufstehen vom Liegen oder Sitzen. Sie sind prall gefüllt und es kommt auch öfter zu einer oberflächlichen Venenentzündung. Eine Besserung der Symptome zeigt sich durch das Einsetzen der Menstruation. Die Wechseljahre (Ausbleiben der Monatsblutung) können die Beschwerden verschlechtern.

### *Sepia – die Tinte des Tintenfisches*

Sepia wirkt auf das venöse System im Bereich des weiblichen Beckens und im Pfortaderkreislauf. „Stase" (Stau).

Sepia benötigen oftmals Frauen die versuchen ihren Kindern, dem Haushalt und ihrer beruflichen Karriere gerecht zu werden und dadurch in einer permanenten Überforderung leben. Es folgen Erschöpfung, Schwäche und Reizbarkeit. Stase, auch körperlich durch Versacken des Blutes.

Deshalb erfahren Sepia-Patienten immer eine deutliche Besserung durch kräftige Bewegung, Übereinanderschlagen oder Anziehen der Beine, kalte Bäder oder beim Aufenthalt im Freien. Alles Maßnahmen die den Kreislauf unterstützen.

Im Gegenzug kommt es zu einer Verschlechterung im Sitzen, Stehen, Knien (kann Ohnmacht hervorrufen), vor der Menstruation und in der Schwangerschaft. Die Krampfadern entwickeln sich oftmals in der Schwangerschaft oder verschlechtern sich in dieser Zeit.

### *Aesculus hippocastanum - Rosskastanie*

Dieses Mittel kommt bei einer Stauung im Pfortadersystem und bei Hämorrhoiden zum Einsatz. Hier kommt es zur Träge der Zirkulation. Häufig leiden diese Patienten auch unter Rückenschmerzen. Die Hämorrhoiden sind bläulich und groß. Starke Schmerzen beim Gehen, nach Stuhlgang und bei Verstopfung. Oft besteht ein Jucken und Brennen im Rektum/Anus noch stundenlang nach Stuhlgang. Diese Symptomatik weist auf ein schwaches Verdauungssystem (Verstopfung, Darmträgheit) hin, wodurch es auch zu Krampfaderbildung kommen kann. Die Krampfadern sind deutlich erweitert und sichtbar, mit einem starken Schwellungsgefühl. Hitze und Völlegefühl, als ob man zu viel Blut hätte. Daher fühlt der Patient eine deutliche Erleichterung z.B. durch Bluten der Hämorrhoiden.

### *Hamamelis - virginische Zaubernuss*

Ein wichtiges Mittel bei Erweiterung der Venen: Krampfadern, Hämorrhoiden, Varikozele.
Diese Menschen befinden sich in einer venösen Konstitution (eine Veranlagung zu Erkrankungen des Venensystems). Sie fühlen sich im Winter kräftig und stabil und im Sommer geht es abwärts. Eventuell so großer Blutandrang, dass Krampfadern dazu neigen aufzubrechen und zu bluten. Die Krampfadern

sind hart, knotig, geschwollen, schmerzhaft, entzündet und empfindlich gegen Berührung. Hämorrhoiden neigen zu Blutung, welche Schwäche hervorruft, die nicht im Verhältnis zum Blutverlust steht. Erschütterung, z.B. Fahren auf holpriger Straße, kann die Schmerzen verschlechtern.

*Fluoricum acidum - Essigsäure*
Für Frauen mit Krampfadern die viele Kinder geboren haben. Warmblütige Menschen, die extreme Hitze im Sommer und die Kälte im Winter schlecht vertragen. Fühlen sich jedoch die Krampfadern heiß an, suchen diese Patienten gerne Abkühlung durch kalte Bäder etc.. Heiße Füße können die Beschwerden begleiten. Die Hautareale um die Krampfadern herum neigen zu starkem Juckreiz, der sich ebenfalls durch kalte Anwendungen verbessern lässt.
Alkohol in jeglicher Form kann die Beschwerden verschlechtern.

*Silicea – Kieselsäure*
Silicea ist ein wichtiges Mittel für die Festigkeit von Adern und Venen. Im menschlichen Körper ist Silizium im Knorpel-, Stütz- und Bindegewebe vorhanden. Eingesetzt wird es bei Problemen mit Haut, Nägeln, Knochen und Zähnen. Bei langwierigen Entzündungen (z.B. Venenentzündungen) oder Fisteln aller Art

Diese Menschen haben eine zarte, blasse Haut sowie schlaffe Muskeln. Sie frieren leicht und haben kalte Extremitäten, jedoch oft viel Schweiß an den Füßen. Sehr leicht beeinflussbar und schüchtern. Besserung erfolgt durch Wärme, starke Verschlechterung durch Kälte.

## Schüssler Salze

Der Berliner Professor Dr. Rudolf Virchow machte Ende des 19. Jahrhunderts eine geniale Entdeckung: Er weist nach, dass der menschliche Körper aus Zellen besteht. Dies führte zu einer neuen Auffassung von Krankheit und Heilung. Der interessierte Arzt Dr. Wilhelm Heinrich Schüssler (1821 - 1898) beginnt daraufhin zu forschen. Gesunde Zellen haben und brauchen einen ausgeglichenen Mineralhaushalt. Ist dieser gestört, sind Krankheiten die Folge. Nach dieser Erkenntnis entwickelte er homöopathisch aufbereitete Mineralstoffe - sie sollen den Mineralstoffhaushalt in den Zellen wieder ins Gleichgewicht bringen. Bei seinen Untersuchungen fand er 12 Salze die im Blut und in den Geweben vorkommen. Diese bilden die wichtigsten Zellnährstoffe. Er bezeichnete diese Mineralsalze als biochemische Funktionsmittel, da jedes auf bestimmte Funktionen im Organismus einwirkt.

Ein Mangel an diesen Mineralien entsteht nicht, weil der

Mensch nicht in der Lage ist diese mit der Nahrung zu verzehren, sondern weil die Zelle nicht in der Lage ist, diese Mineralien aufzunehmen. Über den Reiz der potenzierten Salze lernt der Körper wieder für sich selber zu sorgen. Würde man diese Salze in unverdünnter Form geben, würden sie über den Verdauungstrakt wieder ausgeschieden. Durch die Verdünnung (Potenzierung) können sie über die Schleimhäute von Mund, Rachen und Speiseröhre direkt ins Blut eindringen.

**Die wichtigsten Funktionsmittel nach Dr. Schüssler bei Erkrankungen des Venensystems:**

*Nummer 1 Calcium fluoratum – macht Hartes weich und Weiches fest*
Dieses Mineral ist hauptsächlich für die Festigkeit und Dehnbarkeit sowie die Elastizität aller Körpergewebe zuständig. Es ist in den Zellen von Bändern, Sehnen, Knochen, der Haut und im Bindegewebe enthalten. Es härtet das Unterhautfettgewebe und reguliert den Zustand von zu hartem oder zu weichem Gewebe. Im Säuglingsalter ist es wichtig zur Vorbeugung von Karies und unterstützt den Knochenaufbau.
Auf der körperlichen Ebene wird es eingesetzt zum Erweichen von Narben, Schwangerschaftsstreifen, verhärteten Drüsen, Überbeinen, Osteoporose und vorzeitigem Altern der Haut

sowie zum Härten von zu weichem Gewebe wie Falten, Krampfadern, Besenreiser, Hämorrhoiden, Haarausfall und brüchigen Nägeln.

Auf der seelischen Ebene hat es seine Bedeutung bei Existenzängsten, Angst und Furcht. Es ist das Salz für „innere Festigkeit".

*Antlitzzeichen*: Menschen, die Nummer 1 brauchen haben eine weiße, schlaffe Haut, neigen zu Narbenbrüchen und Hautrissen, Krampfadern und Hämorrhoiden. Am Unterlid der Mitte zu zeigen sich überkreuzte Fältchen, Augenringe und Schlupflider. Zahnspitzen erscheinen durchsichtig, leicht bläuliche Lippen bei Anstrengung.

## *Nummer 2 Calcium phosphoricum - das Salz für die Knochen*

Dieses Salz ist wichtig für den Knochenaufbau, die Bildung von Körperzellen, die Zahnbildung und die Eiweißsynthese. Es macht die Außenschicht der Zellen durchlässig für den Sauerstoffaustausch. Es fördert die Blutgerinnung, beugt Gerinnseln vor und unterstützt den Lymphfluss.

Auf der körperlichen Ebene wird es eingesetzt bei Knochenbrüchen, bei verzögerter und schlechter Knochenbildung, bei Wachstumsschmerzen, Zahnschmerzen, Muskelschmerzen, Nervosität sowie Schulkopfschmerzen bei Kindern.

Auf der seelischen Ebene wirkt es ausgleichend auf

Gefühlsschwankungen. Es hilft Klarheit und Ordnung im Leben zu schaffen. Menschen mit einem Mangel an Calcium phosphoricum sind leicht beeinflussbar und geben schnell in ihrer Meinung nach.

*Antlitzzeichen*: Menschen, die Nummer 2 brauchen haben einen schlanken Körper, sind blass, haben wenig Muskulatur, lange Finger und Zehen, glänzende Haare, weiße Zunge.

*Nummer 3 Ferrum phosphoricum – das Salz für den Sauerstoff im Blut*

Das Mineral bei plötzlich einsetzenden, akuten Gesundheitsstörungen. Bei Fieber, Schmerzen, Infekten und Entzündungen. Ein eisenhaltiges Salz das die Sauerstoffversorgung verbessert.

Auf der körperlichen Ebene wird es eingesetzt bei allen Formen der Blutarmut (Anämie), bei Neigungen zu Infekten und Abwehrschwäche, bei Durchblutungsstörungen durch Beeinflussung des Muskeltonus, zum Muskelaufbau, bei Schmerzen nach Verletzungen und Prellungen, rheumatischen Beschwerden und akuten Entzündungen. Die Bildung und Aktivität der Fresszellen wird enorm gefördert, was den Abbau von behandelten Krampfadern fördert.

Auf der geistigen Ebene liefert es den Treibstoff für das Feuer, um vorwärts zu kommen. Es hilft Ängste loszulassen und gibt der Seele Kampfkraft und Leistungswillen. Diese Menschen haben eine hohe Anforderung an sich selbst und zeichnen sich durch ausgeprägte Hilfsbereitschaft aus. Es hilft, sich selber neu zu strukturieren und die eigenen Bedürfnisse besser wahrzunehmen.

*Antlitzzeichen:* Menschen, die Nummer 3 brauchen erröten im ganzen Gesicht, haben ein blasses Zahnfleisch, heiße Ohren und weisen eine schwarze Verfärbung an der Innenseite des Unterlids auf.

## *Nummer 4 Kalium chloratum – das Salz für die Schleimhaut*

Dieses Salz unterstützt den Zucker- und Eiweißstoffwechsel, es reguliert den Kaliumstoffwechsel und ist somit wichtig für die Funktion von Muskel- und Nervenzellen. Bei Infektionskrankheiten löst es die weißen Beläge von den Schleimhäuten (Mund- und Rachenschleimhaut) und erhöht deren Widerstandsfähigkeit. Es ist der „natürliche" Schleimlöser und verflüssigt dicken Nasen- und Bronchialschleim.

Auf der körperlichen Ebene wird es eingesetzt bei Entzündungen mit Fieber, schwer löslichem Schleim, bei Entzündungen der Gelenke, bei Darmentzündungen, Husten mit Schleimrasseln, Asthma, Bronchitis, Verbrennungen 1. Grades, Drüsen- und Lymphknotenschwellungen und Muskelschwäche.

Auf der geistigen Ebene hat es eine lösende Wirkung im seelischen Bereich. Diese Menschen sind einfühlsam und

fürsorglich. Sie wollen anderen helfen. Kalium chloratum kann helfen, sich mehr auf die eigenen Bedürfnisse zu konzentrieren.
*Antlitzzeichen*: Menschen, die Nummer 4 brauchen haben geschwollene Lymphknoten, eine verstopfte Nase, flache Tränensäcke, kleine Äderchen (Couperose) auf den Wangen, oftmals weiße Haut und Neigung zu Sommersprossen.

### *Nummer 5 Kalium phosphoricum - das Salz für die Nerven*

Es ist das wichtigste Nervensalz, wirkt stabilisierend für Körper, Seele und Nerven, in höchster Konzentration im Gehirn und in den Nervenzellen vorhanden. Es verhindert den Zerfall von Zellgewebe und ist der Nährstoff für Muskel- und Nervengewebe. Es ist an der Energiegewinnung in den Zellen beteiligt und hilft bestimmten Eiweißen im Muskel, Sauerstoff aufzunehmen.

Auf der körperlichen Ebene wird es eingesetzt bei körperlichen und geistigen Erschöpfungszuständen, bei Durchschlafstörungen, Depressionen, bei Schwächezuständen nach Krankheiten, bei Gedächtnis- und Konzentrationsstörungen, bei hohem Fieber, bei Krämpfen nach Überanstrengung und bei Hyperaktivität von Kindern.

Auf der seelischen Ebene fördert es positives und aufbauendes Denken, es lindert Ängste und wirkt entlastend. Menschen mit einem Mangel an Kalium phosphoricum suchen oft die negativen Seiten im Leben.

Wir setzen dieses Salz gerne ein wenn Patienten sehr ängstlich sind, oder bereits im Vorgespräch deutlich wird, das die Psyche angeschlagen ist.

*Antlitzzeichen*: Menschen, die Nummer 5 brauchen sind steif und muskelarm, haben eine graue Haut, eingefallene Schläfen und häufig ein abgekämpft wirkendes Gesicht.

## *Nummer 6 Kalium sulfuricum - das Salz für die Leber*

Kaliumsulfat steigert die Leistungsfähigkeit der Leber und ist an Entgiftungsprozessen maßgeblich beteiligt. Es eignet sich immer, wenn eine Überlastung der Leber durch Medikamente, Entzündungen oder Genussgifte vorliegt. Da dieses Salz das venöse Kreislaufsystem stärkt, setzen wir es gerne bei Krampfadern, Venenentzündungen und Pfortaderhochdruck ein.

Auf der körperlichen Ebene wird es eingesetzt zur Leberentgiftung, bei Hauterkrankungen aller Art, bei Schleimhautentzündungen, Krampfadern und Hämorrhoiden. Zudem unterstützt es die Ausheilung von Kinderkrankheiten.

Auf der seelischen Ebene sind diese Menschen extrem launisch, sind unausgeglichen und haben Gefühlsschwankungen von weinerlich bis zur Hysterie in wenigen Minuten. Kaliumsulfat hilft durch seine reinigende Wirkung und fördert das „Dampf ablassen".

*Antlitzzeichen*: Menschen, die Nummer 6 brauchen haben dunkle Augenlider, ein schmales Gesicht, gelbe Verfärbungen um die Augen und den Mund, drei Falten im Gesicht: von den Unterlidern zur Wange, vom Nasenflügel die Wange herunter und vom Mundwinkel herab.

### *Nummer 7 Magnesium phosphoricum - das Salz gegen Schmerzen*

Das wohl bekannteste aller Salze findet sich in fast allen Organen, in den Knochen, in den Muskeln und im Gehirn. Es dämpft die Aktivität von Muskeln, z.B. bei Krämpfen und wirkt einer Übersäuerung des Zwischenzellraums entgegen. Neben seiner schmerzlindernden Wirkung beruhigt es das Nervensystem und stabilisiert Herz und Kreislauf.

Auf der körperlichen Ebene wird es eingesetzt bei Krämpfen verschiedener Art (Bauchkrämpfe, Wadenkrämpfe, Gefäßkrämpfe wie Migräne, Periodenkrämpfe), Schmerzen verschiedener Ursache (plötzlich einschießend, bohrend, krampfartig), Muskelzuckungen, Migräne und Asthma.

Auf der seelischen Ebene löst es innere Anspannungen, verleiht Kraft und schenkt Ausgeglichenheit. Diese Menschen fühlen sich am wohlsten im vertrauten Familien- und Freundeskreis. Ein Mittel für diejenigen, die versuchen es allen recht zu machen. Es hilft der Seele, sich am eigenen Selbst zu erfreuen.

*Antlitzzeichen*: Menschen, die Nummer 7 benötigen haben ein rundes, weiches und blasses Gesicht mit roten, runden Flecken auf Wange und Hals.

*Nummer 8 Natrium chloratum – das Salz für das Wasser*
Das wichtigste Mineral für den Wasserhaushalt. Es reguliert die extrazellulären Flüssigkeitsräume und wird zum Ausgleich des Gesamtkörperhaushalts benötigt.
Es ist wichtig für die Funktion von Nerven und Muskeln, für die Zellteilung und die Bildung neuer Zellen.
Der Wasserhaushalt steht in enger Verbindung mit dem Wärmehaushalt. Laut chinesischer Medizin besteht bei Menschen die ständig frieren ein Hinweis auf eine nicht ausreichende Nierentätigkeit. Daher sollte in diesem Fall immer die Nummer 8 genommen werden.
Auf der körperlichen Ebene wird es eingesetzt bei Trockenheit/Feuchtigkeit von Haut und Schleimhaut, bei Bluthochdruck, zur Schweißregulierung, bei Ödemen, bei Bandscheibenschäden und Gleitwirbeln, bei Spannungskopfschmerzen, bei Rückenschmerzen seelischer Ursache, bei Kräfteverfall und allgemeiner Schwäche.
Es unterstützt den Zellaufbau und ist wichtig für die Produktion von Magensäure.
Auf der geistigen Ebene hilft es bei Gefühlsstarre, diese Menschen gelten als verschlossen und in sich gekehrt.

Sie sind oft traumatisiert und können Erlebtes nicht verarbeiten. Auch ein Abschirmen von der Außenwelt und in Grübeleien versinken ist ein Zeichen von Natrium-chloratum-Typen.
*Antlitzzeichen*: Menschen, die Nummer 8 benötigen haben ein blasses, glänzendes und oft juckendes Gesicht mit groben Poren, Schuppen, eine trockene Haut sowie Falten die vom Augenwinkel Richtung Schläfen laufen.

*Nummer 9 Natrium phosphoricum – das Salz für den Stoffwechsel*
Das Salz zur Regulierung des Säure-Basen-Haushalts. Es unterstützt den Harnsäure-, Zucker- und Fettstoffwechsel. Es ist in der Lage, Harnsäure zu Harnstoff zu verwandeln und somit ausscheidbar zu machen. Es kann auch Kohlensäure binden, so dass durch den Sauerstoff in der Lunge ausgeatmet werden kann. Wichtig bei allen Fastenkuren da es Heißhungerattacken lindert und den Fettabbau fördert. Wenn im Vorgespräch bereits Stoffwechselprobleme deutlich werden, kann die Nummer 9 diesen anregen und somit den Abbau der behandelten Krampfader fördern.
Auf der körperlichen Ebene wird es eingesetzt bei Akne, fettiger Haut, zur Fastenunterstützung, zur Fettverdauung und zum Fettabbau, bei Sodbrennen, Rheuma, Arteriosklerose, bei Magenschleimhautentzündungen, Arthrose, Gicht sowie bei Gallen-, Nieren- und Blasensteinen.

Auf der geistigen Ebene hilft es bei der Identitätsfindung, fördert ruhiges und zukunftsorientiertes Arbeiten. Diese Menschen sind sehr bodenständig und bevorzugen eine feste Ordnung. Die Ziele im Leben sind oft sehr materiell. Familie und Freunde erfahren eine hohe Wertschätzung. Es hilft Menschen die zuviel essen und vor allem Süßigkeiten und Fleisch bevorzugen.
*Antlitzzeichen*: Menschen, die Nummer 9 brauchen haben eine feuchte, fettige Haut die säuerlich riecht. Sie haben Akne, oft Pickel, einen Fettglanz auf der Nase, senkrechte Falten auf der Oberlippe sowie ein schwammiges Gesicht.

*Nummer 10 Natrium sulfuricum – das Ausscheidungsmittel für Überschüssiges*
Dieses Mineralsalz ist wichtig für eine tiefgründige Entgiftung und die Ausscheidung über die Niere. Es stärkt dazu die Ausscheidungs- und Entgiftungsorgane wie Leber, Niere, Darm und Galle und unterstützt den Stoffwechsel. Es wird auch als „Nierensalz" bezeichnet, da eine Nierenschwäche zu Bluthochdruck und zur Zunahme von Verdauungsstörungen führt und auch Bauchspeicheldrüse und Leber schlechter durchblutet werden. Wir setzen dieses Salz vor der Behandlung der Krampfader ein, gerade wenn eine Nierenschwäche mit Ödemen vorliegt.
Auf der körperlichen Ebene wird es eingesetzt bei allen

Entgiftungskuren, zur Stoffwechselanregung bei Übergewicht, bei Nierenentzündungen und Nierengries, bei Ödemen und geschwollenen Beinen, bei Verdauungsstörungen, Durchfall, Verstopfung und Blähungen, bei Neurodermitis, nässenden Hautausschlägen und Hautpilzerkrankungen.

Auf der geistigen Ebene sind diese Menschen oft Besserwisser und rechthaberisch. Sie haben mit Schwierigkeiten zu kämpfen und mischen sich auch gerne ungefragt in die Probleme anderer. Oft haben sie lange und komplexe Krankheitsbilder, die schwer therapierbar sind. Eine Behandlung wird durch Natrium sulfuricum erst möglich.

*Antlitzzeichen*: Menschen, die Nummer 10 brauchen erkennt man am geschwollenen Gesicht mit Tränensäcken durch Wassereinlagerungen. Sie haben eine grünliche Zunge, eine entzündlich rote Nase und eine bläuliche Röte an den Ohren.

### *Nummer 11 Silicea – das Salz für die Schönheit*

Silicea ist neben Calciumsalzen der wichtigste Bestandteil der Erdkruste und kommt in jeder Körperzelle vor. Es ist das Kosmetikum der Biochemie. Es ist an der Entstehung der Eiweißsubstanz Kollagen beteiligt, dies wird zur Bildung und Festigung von Bändern, Sehnen, Knochen und dem Bindegewebe benötigt. Davon profitieren auch Haare, Haut und Nägel, Sehnen und Nerven werden robust.

Auf der körperlichen Ebene wird es eingesetzt bei Knochenerkrankungen, Osteoporose, Bandscheibenschäden, Gefäßverkalkungen, Bindegewebsschwäche, Organsenkungen, Eiterungen, brüchigen Nägeln, Haarausfall, Faltenbildung, vorzeitigen Alterserscheinungen, übermäßigem Schwitzen und Akne.

Auf der seelischen Ebene schenkt uns Silicea Offenheit, Klarheit, Reinheit und innere Stärke. Diese Menschen sind freundlich und zuvorkommend, stellen eigene Bedürfnisse in den Hintergrund.

*Antlitzzeichen*: Menschen, die Nummer 11 brauchen haben Lachfalten und vorzeitige Falten, eine dünne Gesichtshaut, feine Poren, zuckende Augenlider und eine trockene Nase.

*Nummer 12 Calcium sulfuricum - das Salz für das Binde- und Stützgewebe*

Dieses Salz wird vor allem zum Aufbau neuer Zellen benötigt, insbesondere Knorpel-, Stütz- und Bindegewebe werden dadurch gebildet. Da es eine entzündungshemmende Wirkung besitzt, hat es eine positive Wirkung auf Eiterherde, die nicht abheilen wollen. Dieses Salz wird oft eingesetzt, wenn bereits bei Kindern eine Bindegewebsschwäche auftritt.

Auf der körperlichen Ebene bei Eiterfisteln, hartnäckigen Entzündungen, bei Schwellungen von Lymphknoten, bei Weichteilrheuma und Fibromyalgie sowie bei Wachstumsschmerzen von Knorpeln und Knochen.

Auf der seelischen Ebene verhilft es zu neuem

Selbstbewusstsein, löst körperliche Süchte und trennt uns von falschen Sehnsüchten. Diese Menschen sind oft sehr sensibel, warmherzig und liebevoll. Sie erdulden Unterdrückung und nehmen eine Opferhaltung ein.

*Antlitzzeichen*: Menschen, die Nummer 12 brauchen haben einen weichen Körper mit samtiger Haut, ein rundliches Gesicht und frühe Altersflecken. Es kommt häufig zu Schweißdrüsenabszessen sowie zur Bildung von Talgdrüsen.

**Die Einnahme von Schüssler Salzen**

Je akuter eine Erkrankung, desto häufiger werden die Salze eingenommen. Erwachsene lutschen im Akutfall alle halbe Stunde ein bis zwei Tabletten, Kinder alle Stunde eine Tablette. Bei chronischen Erkrankungen werden über einen längeren Zeitraum fünf Tabletten über den Tag verteilt oder hintereinander gelutscht. Die Einnahme sollte von einem erfahrenen Therapeuten festgelegt werden.

**Die Schüssler - Salz - Kur bei Krampfadern**

Sie können versuchen, über mindestens drei Monate bestimmte Salze einzunehmen. Wenn Sie dann eine Veränderung der Krampfadern bemerken, dehnen Sie die Einnahme über mindenstens 6-12 Monate aus.

Wir empfehlen in der Praxis die Nummer 1, 3, 8, 10 und 11.

## Phytotherapie

Der Begriff Phytotherapie kommt aus dem Griechischen und bedeutet „Heilen mit Pflanzen". Es ist eine der ältesten Therapieformen überhaupt und wird auf allen Kontinenten angewandt.

In der Pflanzenheilkunde werden nur Pflanzen oder Pflanzenteile (Blüten, Blätter, Samen, Wurzeln) verwendet, in der Pharmazie werden diese Ausgangsstoffe als Drogen bezeichnet. Sie werden als Saft, Tinktur, Pulver, Extract etc. oder frisch als Tee verwendet. Die verwendeten Drogen können bei verschiedenen Krankheitsbildern eingesetzt werden, da die Stoffgemische eine sehr ausgeprägte Wirkung haben. Viele Zubereitungen aus der Phytotherapie haben eine lange Geschichte in der Anwendung, wie z.B. Digitalis oder Opium.

Die heute angewandte Phytotherapie verbindet die Erfahrungen traditioneller Pflanzenheilkunde mit den Erkenntnissen neuzeitlicher Arzneipflanzenforschung. Bei Erkrankungen des Venensystems, bei Krampfadern, Besenreisern, Hämorrhoiden und Stauungserkrankungen kommen häufig Heilpflanzen zum Einsatz.

Eine Auflistung der hilfreichsten "Phytopharmaka" zur Unterstützung einer biologisch-sanften Krampfaderentfernung:

*Rosskastanie* (Aesculus hippocastanum)
Die Rosskastanie ist ein Baum, der bis zu 30 Meter in die Höhe wächst. Die Blätter befinden sich an langen Stielen. Er ist auf dem Balkan heimisch und in Europa angepflanzt. Er wurde 2005 in Deutschland zum Baum des Jahres gewählt.
Aus Samen, Borke, Blätter und Blüten werden die Grundstoffe gewonnen, die wir als Gemisch sowohl innerlich als auch äußerlich anwenden. Aesculus hat eine gefäßverstärkende, antikoagulierende (Hemmung der Blutgerinnung, „Blutverdünnung") und entzündungshemmende Wirkung. Es wird bei Krampfadern und Hämorrhoiden eingesetzt, aber auch bei Magen- und Zwölffingerdarmgeschwüren.

*Rotes Weinlaub* (Vitis vinifera)
Die Weinrebe ist ein Strauch, der 10 - 20 Meter hoch werden kann. Die Blätter sind rundlich und färben sich im Herbst tiefrot. Der Stamm ist holzig. Sie wird vielerorts angebaut, in Süd- und Mittelamerika, aber auch in Australien.
Die rot verfärbten Weinblätter kommen zum Einsatz, sie enthalten Flavonoide die zu den sekundären Pflanzenstoffen zählen. Sie können Gefäßwände abdichten und verhindern, dass Wasser ins Gewebe dringt. Zudem haben sie eine entzündungshemmende Wirkung. Zur inneren und äußerlichen Anwendung.

*Ackerschachtelhalm* (Equisteum arvense)
Schachtelhalme entwickelten sich bereits vor über 400 Millionen Jahren.
Die Triebe werden bis zu 50 cm hoch. Der Stängel gliedert sich in 5 - 20 Rippen und bildet an den Schaftknoten Blätter aus. Er kommt in ganz Europa vor und breitet sich auf feuchten Böden und Wegrändern aus. Zur Verwendung kommen die unfruchtbaren, grünen Sommertriebe. Die Flavonoide haben eine wassertreibende Wirkung. Es wird bei geschwollenen Beinen, aber auch zur Durchspülung bei Blasen- und Nierenerkrankungen angewendet.

*Goldrute* (Solidago virgaurea)
Die echte Goldrute kann bis zu einem Meter hoch werden und hat einen behaarten Stängel. Die Blätter sind unten grob und nach oben hin fein. Es finden sich viele kleine gelbe Blüten, die traubenförmig angeordnet sind.
Die Goldrute kommt aus Europa und ist oft an Weg- und Waldrändern zu finden.
Zur Verwendung kommt die ganze Pflanze, außer die Wurzel. Sie wirkt wassertreibend, die Nierentätigkeit wird angeregt. Bei geschwollenen Beinen wirkt es entstauend, es wird aber auch bei Blasen- und Nierenerkrankungen angewendet und wirkt unterstützend bei Herzschwäche.

*Arnika* (Arnica montana)

Wer Arnika sehen will muss hoch hinauf - denn Arnika wächst im Gebirge und ist die Pflanze mit den leuchtend hellen Blüten. Sie wird bis zu 60 cm hoch und hat einen behaarten Stängel.

Verwendet werden die Blüten, sie kommen hauptsächlich äußerlich als Tinktur oder Salbe zur Anwendung. Innerlich sollte es nur in homöopathisch verdünnter Form angewendet werden.

Arnika wirkt entzündungshemmend und kommt bei Schwellungen, Prellungen und Verletzungen zum Einsatz.

*Ringelblume* (Calendula officinalis)

Die Ringelblume öffnet zum Sonnenaufgang ihre hellen gelb-orangenen Blüten. Geht die Sonne unter, verschließt sie sich. Sie ist seit dem Mittelalter als Heilpflanze bekannt. Sie wird ca. 50 cm hoch und riecht harzig. Sie hat einen aufrechten und behaarten Stängel, an dem sich die Blätter anordnen. Der Blütenkorb besteht aus Zungen- und Scheibenblüten.

Verwendet werden die Ringelblumenblüten, hauptsächlich für Tinkturen, Salben und Cremes. Die Ringelblume wirkt antientzündlich und kann Wunden schnell verschließen sowie alte Wunden ausheilen.

*Buchweizen* (Fagopyrum esculentum)

Der Name lässt vermuten, dass es sich um Getreide handelt. Er gehört jedoch zu den Pflanzen und ist mit dem Sauerampfer verwandt. Buchweizen ist eine kahle Pflanze die bis zu 60 cm hoch wird. Auf dem Stängel sitzen herzförmige, dreieckige Blätter. In den Blattachseln befinden sich weiße bis hellrosa gefärbte Blüten. Die Frucht ist eine dreieckige Nuss, die vom Aussehen Buchecken ähnelt. Buchweizen stammt aus Ostasien und kommt heute vorwiegend als Kulturpflanze vor.

Verwendet wird die ganze Pflanze, außer der Wurzel. Es wird angewendet zum Abdichten von Gefäßen sowie zur Durchblutung von kleinsten Blutgefäßen (Kapillaren). Es wird somit bei leichteren Venenbeschwerden eingesetzt.

Zur Info: Buchweizenmehl kann bei Gluten-Unverträglichkeit als Ersatz für Weizenmehl verwendet werden. Buchweizen ist reich an B-Vitaminen, Eiweiß und Eisen. Er ist sehr beliebt in der russischen Küche, z.B. als Buchweizenbrei.

*Zaubernuss* (Hamamelis virginiana)

Die virginische Zaubernuss ist ein Strauch, der bis zu 7 Meter hoch wächst und ähnlich aussieht wie eine Haselnuss.

Im Sommer entwickeln sich Früchte, die eine eiförmige, holzige Kapsel haben. Im Herbst blühen gelbe Blüten, die sich in Blattachseln befinden. Die Kronblätter sehen gelb und lang aus. Sie ist im Osten Nordamerikas beheimatet. Verwendet werden die Inhaltsstoffe der Rinde und die Blätter. Angewendet wird es in Salben und Cremes, als Lösung und in homöopathischer Form als Globuli.

Hamamelis wird bei Wunden und leichten Blutungen eingesetzt und fördert die Wundheilung. Zudem hilft es sehr gut bei Juckreiz und kann bei Rachen- und Zahnfleischentzündungen helfen, wenn es als Gurgellösung angewandt wird.

*Indischer Wassernabel* (Centella)
Eine ausdauernde Pflanze mit krautigem Wuchs, der Stängel wächst auf der Erde kriechend und hat an den Knoten Blätter und Wurzeln. Ihre kreisförmigen Blätter stehen auf langen Stielen. Darauf befinden sich kleine, weiße bis rote Blüten mit einer kleinen, kugelförmigen Frucht.

Man findet sie häufig in den subtropischen Regionen des indischen Ozeans, in Afrika, Iran, Sri Lanka und Madagaskar. Es werden die oberen Pflanzenteile verwendet, in der ayurvedischen Medizin wird sie schon lange als Nerventonikum eingesetzt. Angewendet wird sie bei Venenerkrankungen, bei Ödemen, bei Wunden, bei Verbrennungen, bei Entzündungen und

Geschwüren der Haut, bei Bindegewebsschwäche sowie zur Narbenbehandlung.

*Mäusedorn* (Ruscus aculeatus)
Der stechende Mäusedorn gehört zur Familie der Spargelgewächse. Seine Besonderheit sind die Kurztriebe mit Stachelspitze. Die eigentlichen Blätter fallen schnell ab. Wenn die Pflanze blüht, sieht es aus als würden die Blüten direkt aus der Blattmitte entspringen. Die roten, kugeligen Beerenfrüchte enthalten ein bis vier Samen. Mäusedorn ist nicht winterhart und wächst daher nur in Südeuropa und dem Mittelmeergebiet bis Nordafrika. Wegen des hohen Wirkstoffgehalts verwendet man die Sprossachse und die Wurzeln.
Als Heilpflanze ist Mäusedorn ein Klassiker bei Venenleiden wie Veneninsuffizienz, Ödemen sowie bei Hämorrhoiden. Die Wirkstoffe stärken das Bindegewebe, erhöhen die Gefäßspannung, dichten Venen ab und regen den Lymphfluss an. Daneben wirkt es entzündungshemmend und antibiotisch. Es wird innerlich und äußerlich angewendet.

*Spargel* (Asparagaceae)
Eine mehrjährige, bis zu 1,5 Meter hohe Pflanze, die winterhart ist durch ihren unterirdischen Wurzelstock. Die Triebe wachsen

zu grünen Stängeln heran, die nadelförmige Blätter tragen. Aus den winzigen Blüten entwickeln sich kleine, rote Beeren. Verwendet wird der getrocknete Wurzelstock. Spargel kommt in Nordafrika, Asien und Europa vor. Er wird angewendet bei Schwellungen in den Beinen, die durch Venenleiden entstanden sind, zur Durchspülungstherapie bei Harnwegsinfekten, zur Gewichtsreduktion sowie bei leichtem Bluthochdruck. Hauptsächlich zur inneren Anwendung.

*Campher* (Cinnamomum camphora)
Campher erreicht eine Höhe bis zu 50 Meter und einen Stammumfang bis zu 3 Meter. Die Blätter sind glänzenden mit ovalem Umriss, die Blüten sind gelb-grün oder weiß-grün. Die runde Frucht ist dunkel und fleischig. Der Campherbaum ist in Japan, China und Taiwan beheimatet. Alle Teile des Campherbaums enthalten ein ätherisches Öl. Campher wird aus dem Holz durch Wasserdampfdestillation gewonnen. Campher wirkt durchblutend, antiseptisch und schmerzlindernd. Er wird oft eingesetzt bei Atemwegserkrankungen, bei Herzbeschwerden, bei Muskelschmerzen und Muskelkrämpfen, bei stumpfen Verletzungen sowie zur Anregung der Durchblutung. **Vorsicht: Campher ist ein homöopathisches Antidot**, das heißt er kann die Wirkung eines homöopathischen Arzcimittels aufheben!

*Drachenblut* (Sangre de Drago)

Drachenblut wird aus dem Harz des peruanischen Drachenblutbaums gewonnen. Es tritt aus Stämmen und Ästen aus, wenn diese angeritzt werden. Dies sollte während der Regenzeit geschehen, damit genug Harz gewonnen werden kann.

Wird es auf die Haut gerieben, entsteht ein weißer Schaum. Es fördert die Wundheilung und schützt vor Infektionen, da es einen Schutzfilm bildet.

Es wirkt entzündungshemmend, verdauungsfördernd und astringierend (zusammenziehend).

Zum Einsatz kommt es zur innerlichen Anwendung bei Geschwüren, Magenschmerzen und Durchfall, Blutarmut und Entzündungen im Magen-Darm-Bereich sowie bei Hämorrhoiden und Krampfadern.

Äußerlich wird es angewandt bei Herpes, Wunden und Verletzungen, Dermatitis, Pigmentflecken und Zahnfleischentzündungen.

## Spagyrik

Spagyrik ist eine „besondere" Behandlungsmethode der ganzheitlichen Medizin, deren Wurzeln bis in vorchristliche Zeiten zurückgehen. Diese Methode betrachtet den Körper (Sal), den Geist (Mercurius) und die Seele (Sulfur) als eine im Gleichgewicht stehende Einheit.

Das Wort Spagyrik wird dem Alchemisten und Arzt Paracelsus zugeschrieben.

Es stammt aus dem Griechischen und steht für

*Spao* = *ich trenne* und

*ageiro* = *ich verbinde*

Es drückt das grundlegende Prinzip spagyrischer Arbeitsweise aus. Dies ist eine spezifische Methode zur Aufbereitung pflanzlicher und mineralischer Stoffe. Mineralstoffe und Spurenelemente entsprechen dem SAL-Prinzip (Körper), ätherische Öle dem Sulfur-Prinzip (Seele) und Kohlenhydrate entsprechen dem Mercurius-Prinzip (Geist).

Die spagyrische Aufbereitung von Pflanzen legt Wert darauf, dass auch von der Pflanze alle drei Prinzipien (Körper, Geist, Seele) verwendet werden und in ausgewogenem Verhältnis vertreten sind. Frische Heilpflanzen werden zerkleinert, gegärt und anschließend wird der Alkohol (Geist, Merkur) abdestilliert. Der Pflanzensaft (Seele, Sulfur) und die Pflanzenbestandteile

(Körper, Sal) werden getrocknet und zu Asche verarbeitet. Somit ist die Trennung vollzogen.

Anschließend wird die Asche im Destillat aufgelöst. Die drei gereinigten Prinzipien werden wieder vereint und anschließend einer Zirkulation unterzogen, wodurch die Tinktur transformiert wird, analog der Potenzierung der Homöopathie. Die so entstandenen spagyrischen Mittel enthalten kräftige Substanzen und sind heilkräftiger als das Ausgangsmaterial. Sie werden vom Körper gut aufgenommen, da sie von Giftstoffen befreit sind. Diese Mittel beeinflussen Körper, Geist und Seele. Es können Pflanzen und Metalle spagyrisch bearbeitet und aufbereitet werden.

Spagyrische Mittel regen die Selbstheilungskräfte an, unterstützen und stärken sie. Natürliche Abwehrreaktionen des Körpers wie Fieber werden nicht unterdrückt, die Krankheit nicht verdrängt. Vielmehr kann sie den Menschen in sein individuelles gesundes Gleichgewicht zurückführen.

Diese Essenzen können bei akuten und chronischen Erkrankungen eingesetzt werden, sind gut kombinierbar mit Homöopathie, Phytotherapie und schulmedizinischen Behandlungen. Es wird zusätzlich die Entgiftung des Körpers angeregt, was zu besserem Wohlbefinden führt.

Es ist bekannt, dass ein schwaches Bindegewebe die Bildung von Krampfadern fördert. Daher muss sich auch in der Spagyrik die Behandlung von Venenerkrankungen nach den Ursachen richten. Eine erblich bedingte Schwäche lässt sich zwar nicht ursächlich beheben, aber gezielt behandeln, um das Gewebe straffer und fester werden zu lassen.

Es eignen sich vor allem spagyrische Essenzen, die Kieselsäure enthalten. Die wichtigste Quelle von pflanzlicher Kieselsäure ist das Zinnkraut. Die spagyrische Zinnkraut-Essenz (Equisetum arvense) wird aus der ganzen und frischen Pflanze gewonnen. Aus Bergkristall, eine rein mineralische Quelle, wird die Silicea-Essenz (Kieselsäure) gewonnen. Beide Mittel ergänzen sich gegenseitig, da sie unterschiedliche Ansatzpunkte haben. Durch Equisetum kann Silicea besser verwertet werden.

Ergänzt werden die beiden noch durch die mineralische Essenz Calcium fluoratum, die ebenfalls gewebe- und venenstärkend wirkt. Ruta graveolens (Weinraute) wird eingesetzt, um venöse Gefäße zu entstauen und abzudichten. Daher werden auch Beschwerden wie Hämorrhoiden positiv beeinflusst.

Aesculus hippocastanum (Rosskastanie) bringt Schwung in das Venensystem. Es wirkt bei Stauungserscheinungen, nicht nur bei Venenerkrankungen und Hämorrhoiden, sondern auch in anderen Körperbereichen.

Sie sind die Hauptmittel der Spagyrik zur Behandlung von Venenerkrankungen.

**In der Spagyrik gibt es Ausleitungs-, Aufbau- sowie rhythmisierende Therapien.**

Eine **Ausleitungskur** ist in der heutigen Zeit mindestens 1-2 mal pro Jahr angezeigt. Dies dient der Reinigung des Zwischenzellraums, des Lymphsystems, der Niere und der Leber. So wird auch die Ausscheidung von Stoffwechselendprodukten angeregt.

Eine **Aufbaukur** sollte immer erfolgen, wenn wir uns in einem schlechten Allgemeinzustand befinden. In unserer schnelllebigen Zeit begegnen wir vielen Patienten, die an einem Erschöpfungssyndrom, einer erhöhten Infektneigung oder an verminderter körperlicher Leistungsfähigkeit neigen. Ziel der Aufbaukur ist der Aufbau des Immunsystems sowie die Stärkung der psychischen und körperlichen Leistungsfähigkeit.

Eine rhythmisierende Therapie ist eine Kombination aus Ausleitungs- und Aufbaukur. Sie wird bei zunehmendem Mond mit der Aufbaukur begonnen und bei abnehmenden Mond mit der Ausleitungstherapie beendet. Dieser Rhythmus wird fortgesetzt, bis sich die Beschwerden des Patienten deutlich gebessert haben, in schweren Fällen über mehrere Monate.
Da es eine Vielzahl von spagyrischen Mitteln gibt und diese individuell auf das Beschwerdebild sowie an den Patienten

angepasst werden, wenden Sie sich bitte bei Interesse an einen erfahrenen Therapeuten.

## ERNÄHRUNG

Ein großes und wichtiges Thema der heutigen Zeit. Wunderdiätmittel überfluten den Markt und lassen manch einen hoffen, damit die überflüssigen Pfunde zum Schmelzen zu bringen. Die in den Supermärkten angebotenen Nahrungsmittel haben in vielen Fällen mit Nahrung nur noch wenig zu tun. Manchmal kann man aus der Zutatenliste nicht mehr eindeutig erkennen um welche Nahrungsmittel es sich handelt. Wir werden komplett überflutet von Industrienahrung die keinen Nährwert für unseren Körper hat. In den meisten Fällen ist Zucker ein Hauptbestandteil. Übergewicht und Diabetes nehmen extrem zu, sowie viele Stoffwechselerkrankungen. Im Grunde genommen verhungern wir vor den vollen Kochtöpfen. *Hippokrates* (460-377 v. Chr.) sagte: *„Lasst eure Nahrung euer Heilmittel sein"*. Davon sind wir weit entfernt.

Durch Geschmacksverstärker und zahlreiche Tricks, unsere Geschmacksnerven zu beeinflussen, schmeckt ein Apfel frisch vom Baum gepflückt womöglich langweilig und fad. Wir müssen zurückfinden zu einer bewussten, natürlichen Ernährungsform, dass heißt zu Nahrung die uns nährt und sauberem frischem Wasser, das unseren Durst stillt.

Bei unseren Patienten in der Praxis sehen wir oft Krampfadern, die schon beim ersten Betrachten brüchig und für unsere Augen entmineralisiert aussehen. Meistens bestätigt sich das beim Legen des Venenverweilkatheters. Die Krampfader platzt beim Einstechen und ist somit erst einmal untauglich für die Kochsalztherapie. Diesen Patienten empfehlen wir eine Schüsslersalzkur (s. Kapitel Schüssler Salze) um die Gefäße zu stabilisieren.

Die Schüsslersalze versorgen die Venen und das Bindegewebe mit Mineralstoffen, in der Regel können wir dann nach ca. 6-8 wöchiger Einnahme die Behandlung durchführen. Warum kommt es zu einer Entmineralisierung?

Mineralien sind extrem wichtige Stoffe für unseren Körper. Sie neutralisieren Säuren und sind von enormer Bedeutung für unsere Gesundheit und Schönheit.

Säuren entstehen durch:
- erhöhten Fleischkonsum (Harnsäure)
- übertriebene Muskeltätigkeit (Milchsäure)
- viele Käsesorten und Schweinefleisch (Schwefel u. Salpetersäure)
- Schwarztee und Kaffee (Gerbsäure)
- Nikotin (Rauchen)
- Zuckerkonsum und Fette (Essigsäure)
- Schmerzmittel (Acetylsalizylsäure) etc.

All diese Säuren müssen vom Körper so schnell wie möglich neutralisiert werden, damit Zellen und Drüsen etc. keinen Schaden nehmen. Dafür braucht der Körper Mineralien. Neutralisierte Säuren werden im Volksmund als Schlacken bezeichnet.

Unsere Mineralstoffdepots sind Haut, Haare Nägel, Zähne, Knochen, Knorpel, Gelenkkapseln und die Gefäße. Probleme mit einem oder mehreren dieser Körperteile sind ein Indiz für eine Übersäuerung und Mineralstoffmangel.

Neben einer Schüssler-Salzkur oder einem hochwertigen Mineralstoffpräparat, trinken Sie regelmässig Kräutertees. Alle Kräutertees sind basisch und mineralstoffreich. Besonders zu empfehlen sind Lapachotee, Rotbuschtee, Brennesseltee oder 7x7 Kräutertee von Peter Jentschura. Da diese Tees schlackenlösend sind, kann es unter Umständen zu Hautausschlägen oder z.B. Kopfschmerzen kommen, dann sollten Sie die tägliche Trinkmenge reduzieren.

Eiweiße, Fette und Kohlenhydrate sind lebensnotwendige Nährstoffe und für unsere Gesundheit unverzichtbar.

**Kohlenhydrate**

Sie sind wichtige Energielieferanten. Unser Körper kann sie aus Eiweißen und Fetten selbst herstellen. Wir empfehlen unseren Venenpatienten vor allem eine möglichst glutenfreie Ernährung. Gluten, auch Kleber oder Klebereiweiß genannt, ist vor allem in Weizen, Dinkel und Roggen enthalten. Es bildet die Grundlage, dass Getreidemehl beim Verarbeiten zu einem klebrigen Teig wird. Gluten ist oft verantwortlich für „gequollene" Bäuche, verkleistert das Bindegewebe und macht die Darmbarriere undicht. Dies führt zu einem erhöhten Druck im Bauchraum, der sich ungünstig auf die unteren Beinvenen auswirkt.

Hirse, Mais, Reis, Buchweizen, Amaranth und Quinoa sind hingegen glutenfrei.

**Eiweiße (Proteine)**
Sie sind elementare Bausteine des Lebens und können vom Körper nicht selbst hergestellt werden. Sie bestehen aus Aminosäuren („Bausteine" des Körpers, sie sind die Grundbestandteile von Eiweiß), wovon acht über die Nahrung aufgenommen werden müssen, da sie nicht vom Körper synthetisiert werden können. Soja, Hülsenfrüchte, Nüsse, Fleisch, Fisch, Eier und Milchprodukte sind wichtige Lieferanten.

Ein wahres Eiweißwunder ist die Pflanze Moringa Oleifera (Baum des Lebens). Sie enthält 18 der 20 bekannten Aminosäuren. Außerdem sind die acht essentiellen Aminosäuren enthalten. Wer also Bedenken hat, nicht auf sein Eiweißpensum zu kommen, tut sich mit Moringa einen großen Gefallen. Hier empfehlen wir sich das Produkt als Kapseln zu besorgen, da der Eigengeschmack sehr intensiv ist.

Im Hühnerei sind ebenso alle essentiellen Aminosäuren enthalten.

**Gute Fette**

Hochwertige Fette sind ebenfalls wichtige Energielieferanten. Besonders Pflanzenöle wie Oliven-, Raps-, Lein- und Walnussöl enthalten als zentralen Bestandteil Omega 3 und/oder Omega 6 Fettsäuren. Omega 3 Fettsäuren sind essentiell und können vom Körper nicht selbst hergestellt werden.

Omega 3 Fettsäuren schützen das Herz, beugen Demenz und Thrombose vor, lindern Entzündungen und schützen die Augen. Walnuss-, Hanf-, Lein- und Krillöl sind die besten Omega 3 Lieferanten – und stehen in einem guten Verhältnis zu den darin ebenso enthaltenen Omega 6 Fettsäuren, von denen wir oft zuviel essen. Omega 6 Fettsäuren finden sich in Sonnenblumen-, Distel- und Sojaöl. Diese Linolsäuren werden im Körper zu Arachidonsäure umgewandelt, welche im Übermass Entzündungen auslösen oder bestehende Entzündungen verschlechtern können. Deshalb sollte in unserer Ernährung auf eine Zufuhr von Omega 3 Fettsäuren geachtet werden.

Sie wirken entzündungshemmend und verbessern die Fließeigenschaft des Blutes. Hier ist besonders Lein- und Hanföl zu erwähnen. Die Avocadofrucht ist ebenfalls ein wunderbarer Omega 3 Lieferant.

So wie bei vielen Erkrankungen kann auch bei Venenleiden, Krampfadern und Hämorrhoiden mit gesunder und richtiger Ernährung unser Körper positiv beeinflusst werden.

Essen Sie möglichst wenig Fleisch, dafür viel Fisch. Weizenmehl und Zucker sollte möglichst wenig verzehrt werden, dafür ist eine ballaststoffreiche Ernährung von großer Bedeutung. Achten sie hierbei auch auf eine ausreichende Flüssigkeitszufuhr von 2-3 Litern, damit die Ballaststoffe quellen können und das Blut nicht zu dick wird. Eine ballaststoffarme Ernährung führt zu Verstopfung, dies wiederum zu einem erhöhten Pressen beim Stuhlgang, wodurch ein erhöhter Druck auf das Venensystem ausgeübt wird. Langanhaltende Verstopfung kann zu einer Erhöhung des Drucks im venösen System der Beine führen und zu einer Krampfaderbildung beitragen.

Viel frisches Obst und Gemüse sollte in einer gesunden Ernährung vorhanden sein. Naturbelassene Produkte solleten die Wahl sein. Achten Sie auf eine basische Ernährung und bevorzugen Sie hochwertige Fette und Öle.

Vitamin C und Bioflavonoide stärken die Venenwände und die Venenklappen. Sie sind vor allem in Zitrusfrüchten, Beeren,

Brokkoli und Lauchgewächsen vorhanden. Auch Zink spielt eine große Rolle. Es hilft Hautschäden zu heilen und Venen zu stärken. Vorhanden in Hülsenfrüchten, Käse und Vollkornprodukten. Vitamin E ist ebenfalls Beachtung zu schenken, da es der Verklumpung von Blutplättchen entgegen wirken kann. Vielen Patienten empfehlen wir auch den Wirkstoff OPC. Oligomere Proanthocyanidine (OPC) ist ein Extraxt aus Traubenkernen und Pinienkernen. Dieser Wirkstoff ist das derzeit mächtigste Antioxidans (Radikalfänger, inaktiviert im Organismus reaktive Sauerstoffspezies, deren übermäßiges Vorkommen zu oxidativem Stress führt. Dieser wird für das vorzeitige Altern und bei der Entstehung von vielen Krankheiten in Zusammenhang gebracht). Seit 1950 ist das von Professor Masquelier entdeckte OPC ein in Frankreich zugelassenes und anerkanntes Arzneimittel, bietet es doch im Bereich der Nahrungsergänzungsmittel vielfältige Einsatzmöglichkeiten. Der Bereich der uns interessiert gilt vor allem den Gefäßen. Bis heute wird es von Ärzten in Frankreich bei Gefäßbeschwerden verschrieben. Es vermag zwar nicht Krampfadern zu entfernen, aber es hilft in vielen Fällen Neubildungen zu vermeiden und schmerzhafte Begleiterscheinungen (Schwellungen, Schmerzen) zu begrenzen. Dazu gab es auch wissenschaftliche Studien.

In einem Test mit 78 Patienten, die an schwerwiegenden Venenproblemen in den Beinen litten, wurden täglich 150 mg

OPC verabreicht – durchweg mit positiven Ergebnissen.

Venöse Funktionsstörungen bei Patienten, die (noch) keine Krampfadern aufwiesen, wurden durch OPC verringert, d.h. OPC erwies sich als Mittel, das Krampfadern vorbeugt.

Eine weitere Untersuchung an 50 Patienten mit venösen Funktionsstörungen zeigte, dass diese sich nach 30-tägiger Gabe von täglich 150 mg OPC verringerten, wobei die Verbesserung durch OPC im Vergleich zu zwei anderen gängigen Medikamenten schneller und auch über einen längeren Zeitrum festzustellen war.

1985 wurde an 92 Patienten mit Venenschwäche eine weitere Untersuchung vorgenommen. Nachdem sie täglich 300 mg OPC eingenommen hatten, verbesserte sich bei 75 Prozent der Zustand nach vier Wochen. „Schwere Beine", Juckreiz oder nächtliche Krämpfe waren deutlich zurückgegangen.

Der antioxidante Schutz ist fünfzigmal höher als bei Vitamin E und zwanzigmal höher als bei Vitamin C.

OPC ist mehr als ein einfacher Weintrauben-Extrakt. Nahezu alle Pflanzen produzieren OPC und schützen sich damit vor der zerstörerischen Wirkung der freien Radikale. Es ist eines der wirkungsvollsten Antioxidanzien in der gesamten Natur und ging als „Anti-Alterungsvitamin" in die Literatur ein.

Die in OPCs erhaltenen Bausteine Kollagen und Elastin schützen das Bindegewebe im gesamten Körper.

Außerdem ist OPC auch als Mittel zur Thromboseprophylaxe bekannt. Es verbessert die Fließeigenschaft des Blutes, ohne es wie andere Wirkstoffe zu verdünnen. Um Venen gesund zu erhalten, sollten Sie auf Weißmehl, Zucker, Salz, Nikotin und Alkohol weitgehend verzichten.

## Darmsanierung

Der Darm ist das Zentrum unserer Gesundheit. Für ein gesundes und funktionierendes Immunsystem ist der Darm das A und O. Immer mehr Menschen leiden unter Darmträgheit, Verstopfung, Durchfall und Blähungen.

Da der Darm eine zentrale Bedeutung für den gesamten Verdauungstrakt hat, kann es bei Schwierigkeiten und einer Fehlbesiedlung der Darmflora (die Besiedelung der Darmschleimhaut) zu langfristigen und vielfältigen Problemen kommen. Ein chinesisches Sprichwort sagt: „Im Darm sitzt der Tod".

Ein beeinträchtigter Darm kann den ganzen Körper negativ beeinflussen. Seine Aufgabe ist es, die Nahrung zu verarbeiten, was bei eingeschränkter Funktion nicht mehr ausreichend bewältigt werden kann. Die Nahrung wird nicht optimal verwertet, für den Körper wichtige Nährstoffe werden ungenutzt ausgeschieden und gehen dem Organismus verloren.

Der Darm ist dann früher oder später mit schädlichen statt guten

Bakterien besiedelt. Stoffwechselendprodukte, Fäulnisbakterien und Keime belasten den Darm dann zusätzlich. Da diese belastenden Ausscheidungen der „schlechten" Bakterien durch die Darmwand in den Körper gelangen und ein durch Mangel an „guten" Bakterien entstehender Vitamin- und Mineralstoffmangel ebenfalls das ganze System betrifft, zeigt uns, wie groß der Einfluss des Darms auf den ganzen Organismus ist.

Gesunde Bakterien nennt man Probiotika, diese bilden die Darmflora. Diese kann durch falsche Ernährung, Antibiotika, Leber- und Gallenerkrankungen, Strahlen- und Chemotherapie schwer geschädigt werden. Einen unguten Einfluss haben auch Abführmittel. Sie verdrängen wichtige Bifidobakterien und Lactobazillen, die für die Darmbewegung zuständig sind. Dadurch kommt es zu verminderter Darmperistaltik (Bewegung des Darms) und dadurch wiederum zu vermehrter Einnahme von Abführmitteln.

Eine sehr große Belastung für den Darm ist in der modernen Zeit die viel zu hohe Zufuhr von Zucker. In vielen Fertigprodukten sind wahre „Zuckerfallen" enthalten. Ein Zuviel davon führt zur Störung der Darmflora, während jedoch Pilze Zucker lieben. Pilze benötigten Zucker um sich auszubreiten, ein Heißhunger auf Süßes sollte in diese Richtung denken lassen. Wenn durch eine gestörte Darmflora zahlreiche „Schlackenstoffe" unseren Körper belasten, ist das der Nährboden für zahlreiche Parasiten, Würmer und krankmachende Keime, die Blut- und Lymphsystem belasten.

Bei einer anhaltenden Überlastung des Darms kann es zu verschiedenen Krankheiten wie Hämorrhoiden, Blähungen, Durchfall, Verstopfung, Reizdarmsyndrom und Darmkrebs kommen. Aber auch Niedergeschlagenheit, Müdigkeit und ein „nicht auf die Füße kommen" deuten auf eine Störung der Darmflora hin.

Die bekanntesten Zivilisationskrankheiten wie Bluthochdruck, Arthrose, Gicht, Arteriosklerose und erhöhte Blutfettwerte werden von einem geschädigten Verdauungssystem gefördert.

Unser Darm wird außerdem als „zweites Gehirn" bezeichnet. Nachweislich ist dort eine ungeheure Menge an Nervenzellen anzutreffen. Weil es einen direkten Draht zwischen Darm und Gehirn gibt, werden unsere Intuition und unser Gefühlsleben von dort aus gesteuert, wir sprechen auch von einem „Bauchgefühl". Sätze wie „das muß ich erst verdauen" oder „ich habe Schmetterlinge im Bauch" deuten auf diese Zusammenhänge und die bedeutende Aufgabe des Darmes hin. So können wir immer wieder auch erfahren und sehen was während eines Fastens oder Darmreinigung für Veränderungen in unserem Gefühlsleben eintreten. Die ersten Tage sind zugegebenermaßen oftmals etwas kritisch. Negative Gedanken und Gefühle können uns heimsuchen und man erkennt sich nicht mehr wieder. Durch die Mobilisation der Schlacken und im Körper eingelagerten Toxine kommt es auch zu einer Freisetzung von toxischen Gefühlen und Gedanken. Wunderbarerweise wandelt sich mit zunehmender Dauer der Entgiftung und wir erleben eine sanftere, freundlichere und entspanntere Grundeinstellung. Unsere Augen werden klar und leuchtend, im Spiegel sehen wir rein und sanft aus.

**Für eine Darmsanierung gibt es verschieden Möglichkeiten**

**Regulierung des Säure-Basen-Haushalts**
Da ein übersäuerter Organismus zu vielfältigen Problemen führt, ist es wichtig ein geeignetes Basenmittel über einen längeren Zeitraum einzunehmen und zugleich säurebildende Nahrungsmittel vom Speiseplan zu streichen. Basenbäder, Basenwickel und reichliches Trinken von stillem Wasser oder ungesüßten Kräutertees unterstützen das ganze ungemein. Natron oder auch Speisesoda sind ein wunderbares Mittel zur Entsäuerung. Davon täglich einen viertel Teelöffel auf ein Glas Wasser trinken, am besten eine Woche lang. Bei akuten Schmerzen (Kopfschmerzen, Rückenschmerzen etc.) wirkt ein Natrontrunk oftmals Wunder.

*Säuren entstehen durch:*
- den Konsum von Zucker
- den Konsum von Kaffee
- den Verzehr von Fleisch
- den Gebrauch von Genußmitteln
- Blähungen aus Gärung und Fäulnis
- ungenügendes Kauen u. Nahrungseinspeichelung
- Stress
- Unruhe wie Angst, Ärger, Lärm, Depression, Lieblosigkeit
- falsch betriebenen Sport
- industriell raffiniertes Salz
- Fast Food
- Druck

Folgen der Übersäuerung:
- Entmineralisierung mit Zahnverschlechterung, Bindegewebsschwäche, Gefäß- u. Organschäden, Knochenentkalkung, Faltenbildung, Gelenkveränderungen
- erhöhte Entzündungsbereitschaft, verminderte Abwehrkraft
- vorzeitige Alterungsprozesse
- Seelisches „Sauerwerden" mit Reizbarkeit, Nervosität, Depressionen usw.

*Basen entstehen durch:*
- den Verzehr von Gemüse
- den Verzehr von reifen Früchten
- den Verzehr von Salaten
- pflanzliches Eiweiß
- Kräutertee
- Samen und Nüsse
- Leben ohne Hetze
- Liebe und Harmonie
- mäßige, richtig betriebene Bewegung/Sport
- frische Luft und Licht
- natürliche Vitalstoffe

Um den Darm zu entlasten ist es sinnvoll, weitgehend auf Weissmehl, Zucker und Fleisch zu verzichten. Ein paar Fastentage helfen dem Darm bei der Reinigung und Regeneration. Auch ist es sinnvoll eine Mahlzeit auszulassen optimalerweise das Abendessen um ihrem Körper in dieser Phase die Möglichkeit zur Regeneration zu geben. Ansonsten zügeln sie die Naschereien zwischen den Mahlzeiten, auch das kann den Darm dauerhaft überbelasten. Durch das vielfältige Nahrungsangebot sind wir dazu verleitet ständig eine Kleinigkeit in den Mund zu schieben. Für unseren Darm eine permanente Überlastung.

Optimal ist ein Safttag in der Woche. Trinken Sie den ganzen Tag über frisch gepresste Obst – und Gemüsesäfte. Besorgen Sie sich hierfür einen Slow Juicer. Diese neu entwickelten Geräte verzichten auf das Zentrifugieren der Säfte und ein langsames hocheffektives Pressen der Zutaten. Dadurch bleibt dem Saft ein hoher Anteil an Vitaminen und Antioxidantien, sowie Mineralstoffen erhalten. Bei den „alten" Zentrifugen erleidet unser frisch gepresster Saft eine erhöhte Oxidation, also einen Verlust von Nährstoffen. Beim Saftfasten kann sich der Darm vom Verdauen erholen und erhält zugleich wunderbare Vitalstoffe. Eine Saftkur entgiftet und regeneriert den Darm. Verschiedenste Präparate aus der Naturheilkunde stehen uns als Tropfen, Pulver oder Kapseln für eine solide Darmreinigung zur Verfügung. Fragen sie hierzu ihren Heilpraktiker oder Arzt.

## Blutegeltherapie
### Die Geschichte der Blutegelbehandlung
Die Blutegeltherapie gehört zu den ältesten Heilmethoden und stammt aus der indischen Medizin. Sie entwickelte sich im Laufe der Jahrhunderte zu einem festen Bestandteil unterschiedlicher Heilsysteme. Die Basis bildet die sogenannte Säftelehre (Humoralpathologie). Diese Krankheitslehre geht davon aus, dass Krankheitsursachen hauptsächlich in flüssigen

Substanzen, den Säften des Körpers und deren Ungleichgewicht zu suchen sind. Mit der Blutegeltherapie kann ähnlich wie beim Aderlass, Blutüberschuss bzw. Fülle „ausgeleitet" werden. Früher fand diese Therapie bei akuten Infektionen, Entzündungen und Herz-Kreislauf-Erkrankungen Verwendung.

Um 1850 gab es eine starke Rückläufigkeit dieser Therapie, die teilweise darauf zurückzuführen war, dass Egel in Mitteleuropa größtenteils ausgerottet waren und aufwendig aus Asien importiert werden mussten.

1884 wurde dann eine blutgerinnungshemmende Substanz im Mund und Schlund des Egels entdeckt. Diese wurde nach chemischer Isolierung als "Hirudin" bezeichnet. Diese neue Erkenntnis verbreitete sich nur langsam und wurde durch den 1. Weltkrieg und den damit verbundenen Zusammenbruch des Blutegelhandels erneut zu einer vergessenen Therapieform.

Der Aufschwung kam im Rahmen der Konstitutionstherapie. Man besann sich wieder auf die alten ausleitenden Verfahren. Wenige Jahre später wurden Blutegel wieder an vielen Kliniken Europas eingesetzt. Als sich nach dem 2. Weltkrieg zuerst Heparin und dann Marcumar zur Thrombose- und Embolieprophyaxe durchsetzten, verschwand der Blutegel erneut in Mitteleuropa und geriet weitgehend in Vergessenheit. Schließlich erlebte die Blutegeltherapie in den 70er Jahren eine bemerkenswerte Wiederkehr und wird häufig bei postoperativen Stauungen, bei Transplantationsversagen und auch in der plastischen und rekonstruktiven Chirurgie eingesetzt. Gleichzeitig erfolgte eine starke Verbreitung durch die moderne Naturheilkunde im deutschsprachigen Raum. So werden sie zur Schmerztherapie und vor allem bei symptomatischen Arthrosen eingesetzt. In unseren Praxen hat sich der Einsatz von Blutegeln bei Knie-, Sprunggelenks- und Schulterarthrosen sehr bewährt. Der Bereich des Venenleidens ist eines der bekanntesten Einsatzgebiete der Blutegelbehandlung. Sie kann bei oberflächlichen Venenentzündungen oder auch bei einer chronisch venösen Insuffizienz (Stauungssyndrom, venöse Abflussbehinderung durch Mirkozirkulationsstörung der Gefäße) durch Varikosis oder postthrombotischen Beschwerden (Beschwerden nach abgelaufener Thrombose wie Schwere- oder Spannungsgefühl, Schmerzen) sinnvoll angewendet werden. Gute Wirkungen sind besonders bei Krampfadern bekannt. Diese können durch Blutegel zwar nicht entfernt werden, jedoch sind sie eine schnelle Hilfe bei begleitend auftretenden Beschwerden. Schwellungen, Schweregefühl und Schmerzen lassen in der Regel schnell und deutlich nach.

Bei einer oberflächlichen Venenentzündung wird durch den Einsatz von Blutegeln der Verlauf deutlich positiv beeinflusst, die Patienten fühlen einen Rückgang der Beschwerden. Durch die blutverdünnende und antientzündliche Wirkung lassen

Schmerz und Schwellung deutlich nach, der erwünschte lokale Aderlass kann das betroffene Gebiet zusätzlich noch entstauen. Bei akuten Venenentzündungen wird erfahrungsgemäß eine größere Anzahl an Blutegeln benötigt, bei chronischem Venenleiden hat sich die wiederholte, serielle Behandlung bewährt.

Blutegel werden nie auf eine Vene, sondern daneben angesetzt. Das Ansetzen erfolgt am liegenden Patienten, es werden 6-10 Egel angesetzt. Während des Saugens sollten sie abgedeckt (Kompresse) werden, damit sie weder Licht noch Kälte ausgesetzt sind. Die Egel lassen von selbst los wenn sie vollgesaugt sind, dies ist zwischen 20 und 60 Minuten üblich. In Ausnahmefällen können es aber auch 2 Stunden sein. Nach dem Abfallen dauert es 3 bis 15 Stunden, bis die Blutung aus den dreizackigen Bisswunden zum Stillstand gekommen ist. Man deckt die Wunde nur ab und legt nur einen lockeren

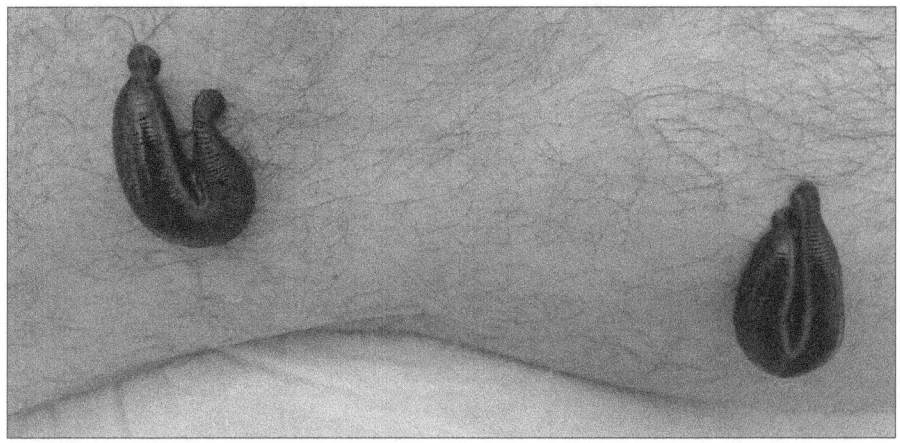

*Blutegeltherapie*

Verband an, um den Blutstrom nicht durch Abbinden zu unterbrechen. Die Krusten fallen nach einer Woche von selber ab.

**Achtung**
Eine Blutegelbehandlung nie in Eigenregie durchführen! Immer an einen erfahrenen Therapeuten wenden, der sowohl mit dem Umgang mit Blutegeln, der Behandlung und der Nachsorge vertraut ist.

## Elementenlehre

Die Lehre der vier Elemente beschreibt alles Leben als ein Zusammenwirken von Feuer, Erde, Luft und Wasser. Sie war bis ins 17. Jahrhundert bestimmend für die Chemie, die bis dahin Alchemie genannt wurde. Nach vielen Entwicklungen wird es heute als Periodensystem der Elemente bezeichnet. Als Elemente werden Stoffe bezeichnet, die sich mit chemischen Methoden nicht mehr zerlegen lassen. Nach der traditionellen europäischen Elementenlehre sind alle Menschen, Tiere und Pflanzen aus unterschiedlichen Anteilen der 4 Elemente zusammengesetzt.

Feuer steht für Hitze, Wasser für Kühle, Tiefe und Unergründlichkeit. Erde steht für Standfestigkeit, Zuverlässigkeit und Zielstrebigkeit, Luft für Veränderung und Kommunikation.
**Die Kraft der Elemente wirkt in jedem von uns.**

Die vier Elemente sind vier Farben zugeordnet
**Feuer = Rot (heiß und trocken)**
In den Feuerzeichen lodert die Leidenschaft, sie sind mutig, impulsiv, antriebsstark und dynamisch. So wie das Feuer, können sie sehr beherrschend sein. Es nimmt sich den Raum den es will. Die Feuerzeichen findet man oft in Führungspositionen, denn sie bringen viel Willensstärke, ein kraftvolles Auftreten und viel Selbstbewusstsein mit.

**Wasser = Blau (kalt und feucht)**

In den Wasserzeichen ist tiefe Emotionalität, großes Einfühlungsvermögen, viel Gefühl und Sensibilität vorhanden. Sie laufen intuitiv - aber es besteht auch die Gefahr das sie verloren gehen. Rückzugsmöglichkeiten und soziales Miteinander ist sehr wichtig, diese Menschen sind kulturell interessiert und künstlerisch begabt.

**Erde = Grün (kalt und trocken)**

In den Erdzeichen ist vor allem der Ordnungssinn vorhanden. Sie sind realistisch, strukturiert, praktisch und beständig. Sie stehen mit beiden Beinen auf dem Boden, sie sind eben geerdet. Die fassbare, materielle Welt ist ihr Zuhause. Das Element Erde steht für Zuverlässigkeit, sowohl im Berufs- als auch im Privatleben.

**Luft = Gelb (heiß und feucht)**

Im Luftzeichen ist Geselligkeit und Reiselust vorhanden. Diese Wesen sind auf das mentale, nicht fassbare gerichtet. Sie sind kreativ, ruhelos, freiheitsliebend und begegnungsfreudig. Ihr Ausdruck, das Geistige und ihre Gedanken sind ein wichtiger Bestandteil dieser Menschen, die meist in künstlerischen und sozialen Berufen zu finden sind. Sie passen sich Veränderungen sehr schnell an.

Die Sternzeichen können den 4 Elementen zugeordnet werden.

Zu den Feuerzeichen gehören Löwe, Widder und Schütze.
Zu den Wasserzeichen gehören Krebs, Fisch und Skorpion.
Zu den Erdzeichen gehören Stier, Jungfrau und Steinbock.
Zu den Luftzeichen gehören Zwilling, Waage und Wassermann.

Laut traditioneller chinesischer Medizin sind Krampfadern einer Milzschwäche zuzuschreiben, was einem Mangel an dem Element Erde zugrunde liegt. Dies kann sich daneben in körperlicher Trägheit äußern sowie an einer Verlangsamung des Stoffwechsels, was wiederum zu Übergewicht führt.
Bei einer Milzschwäche wird zuviel Schleim im Körper produziert. Dieser zeigt sich oft als „Schwimmreifen" oder als bildlicher Schleim. Diagnostiziert wird dies oft durch schwere Arme und Beine, Schwellungen an Fingern und Beinen, geschwollene Augen am Morgen sowie eine häufig verstopfte Nase. In diesem Fall sollten Milchprodukte umgehend aus dem Speiseplan gestrichen werden. Essen Sie möglichst warm - damit das Element Erde gestärkt und unnötige Nässe ausgeleitet werden kann. Es gibt in der traditionellen chinesischen Medizin Kräuter, die die Milz stärken :
Glockenwindenwurzel (Dang Shen), Süßholz (Gan Cao), Korbblütlergewächse (Bai Zhu), Lotussamen (Lian Zi), Speichelkrautwurzelstock (Cang Zhu) und die chinesische Angelikawurzel (Dang Gui).

Auch einige Lebensmittel können der Milz Kraft geben: Honig, rote Datteln, Ingwer, Tofu, Weizen, Süsskartoffeln, Champignons, Kirschen, Feigen, Äpfel, Radieschen, Rettich und Mungobohnen.

Durch die Stärkung der Milz werden der Transport von Qi (Lebensenergie), die Blutzirkulation und der Stoffwechsel angekurbelt. Schleim und Schlackenstoffe werden besser abgebaut. Dies zeigt verblüffende Effekte bei Besenreisern und Krampfadern, aber auch bei Altersflecken und Cellulite.

**Seelisch – geistige Betrachtungsweise**
Oftmals haben wir über die Ursachen von Krampfadern reflektiert und uns auseinandergesetzt. Als ganzheitlich therapierende Heilpraktikerinnen sind wir immer auf der Suche nach dauerhaften Heilerfolgen. So ist natürlich jeder Patient in seiner Individualität, seiner Geschichte und seinem Symptomenbild einzigartig, sowie jedes Bein einzigartige Krampfadern hervorbringt. Hierzu jedoch ein paar Überlegungen.

Venen transportieren unseren „Lebenssaft", so nannte Samuel Hahnemann, der Entdecker der Homöopathie, das Blut.

Was passiert nun, wenn unser „Lebenssaft" in den dicken, hässlichen, geschlängelten Krampfadern versackt? Lebenssaft ist auch gleichzusetzen mit Lebensfreude, denn wenn das Blut nicht mehr fließt geraten wir ins Stocken, es wird „zähfließend", also keine zirkulierende, sprudelnde Lebensfreude und Vitalität. Für eine Patientin, die sich durch ihre Varikose in ihrer Freiheit beraubt fühlte, war Freiheit gleichzusetzen mit einer körperlichen Freiheit. Von diesem Bild, einmal leicht bekleidet über eine Wiese zu springen, den Wind und die Sonne auf der Haut zu spüren. Ein schönes Bild – doch in der Praxis erleben wir meist das Gegenteil. Patienten mit Varizen verstecken ihre Beine und bekommen wohl eher selten einen Sonnenstrahl ab. Krampfadern bringen uns ins Stocken. Wie glücklich sind Frauen, wenn sie nach der sanften Krampfaderentfernung zum ersten Mal seit Jahren wieder einen Rock oder kurze Hosen tragen können.

Oder man befindet sich in einer Situation von Entmutigung, Überlastung, einer Situation in der man keinen Schritt weitergehen möchte. Denn unsere Beine tragen uns durchs Leben und sie geben uns einen sicheren Stand auf der Erde. Standhaftigkeit, Verwurzelung und Bewegungsfreude im Sinne von Voranschreiten und Weitergehen, Hürden nehmen und doch den Boden unter den Füßen nicht verlieren. Viele Krampfaderpatienten empfinden Stehen als extrem unbequem. Das ist nicht verwunderlich, denn in stehender Position versackt das Blut extrem in der Tiefe und wird dann als sehr unangenehm empfunden. Und wenn man nicht im Fluss ist, in Bewegung ist, wagt man keine neuen Schritte, man verharrt und verfällt in Stase, was uns auf körperlicher Ebene die blutgefüllten, berstenden Krampfadern zeigen.

Von der Chakrenlehre her betrachtet, treffen die ersten beiden Chakren auf diese Thematik zu.

Chakren sind feinstoffliche Energiezentren innerhalb und außerhalb des Körpers. Sie haben alle Bezug zu einem Organsystem, welches dadurch energetisch versorgt wird. Bei inaktiven Chakren wird der gesamte Energiefluss im Körper unterbrochen und gelangt durch Aktivierung und Harmonisierung wieder in Balance. Die sieben Hauptchakren werden als Hauptenergiezentren angesehen und befinden sich entlang der Wirbelsäule in einer senkrechten Mittelachse des Körpers.

Das 1. Chakra, auch „Wurzelchakra" genannt hat seinen Sitz am unteren Ende des Steissbeins und steht für Vertrauen, Verwurzelung, Geborgenheit, Standhaftigkeit. Störungen in diesem Bereich führen zu Minderwertigkeitsproblemen, Unselbständigkeit, mangelndem Selbstvertrauen und zu fehlender Bodenhaftung. Hier haben wir es auch oftmals mit einer gestörten Mutterbeziehung zu tun. Als kleines Kind sind wir komplett auf die Fürsorge unserer Mutter angewiesen, sie sorgt für Geborgenheit und Schutz und gibt dem kleinen Säugling Vertrauen in das Leben und in das soziale Umfeld. Ist dieser Bereich nicht ausreichend unterstützt worden, können sich Blockaden im Wurzelchakra bilden, woraus oftmals auch körperliche Symptome entstehen können. Das Voranschreiten – die eigenen Entscheidungen vertrauen – wird gehemmt, was zur Stase im venösen System (Krampfadern) führen kann. Ebenso zu erwähnen ist die durch mangelnde Mütterlichkeit entstandene Fehlinterpretation der Weiblichkeit. Viele Frauen leben in Folge eher männliche Qualitäten, was zu Überforderung sowie emotionaler und mentaler Verhärtung führen kann. Das Ausleben weiblicher Aspekte wird somit erschwert.

Das 2. Chakra, auch "Sexualchakra" genannt, hat seinen Sitz unterhalb des Bauchnabels. Es steht für Freude, Lust, Kreativität und Lebendigkeit. Eine mangelnde, unerfüllte oder übergreifende Sexualität oder mangelnde Freude im Leben, bzw. monotone Tätigkeiten lassen das Beckengeflecht verkümmern und es entstehen Blockaden. Wenn blockierte Chakren wieder aktiviert werden, können wir den Unterschied deutlich wahrnehmen. Sobald der Energiefluss im System wieder hergestellt ist, spüren wir ein angenehmes Kribbeln oder Leichtigkeitsgefühl. Das zeigt uns, wie wichtig es ist, unsere Energie in Fluss zu bringen.

Leben ist Fliesen, ist Pulsieren, ist Frequenz, also nichts Starres oder Statisches. Bei Störungen im ersten oder zweiten Chakra erkennt man oft eine fehlende oder mangelhafte Energieversorgung bis in die Beine, letztendlich bis in die Füße, die

Verwurzelung zur Mutter Erde, Zentrum für Geborgenheit und Vertrauen. Wir können uns vorstellen, dass dieser Mangel an Energiefluss zu Krampfadern führen kann.

Zu diesem Thema könnte man noch viel sagen, sind doch viele Menschen von ihrer Lebensfreude und dem Vertrauen in sich und das Leben abgeschnitten. Durch unsere massiven Umweltbelastungen (Elektrosmog, toxische Belastungen, Schwermetalle, etc.) und die daraus resultierende Verkalkung der Zirbeldrüse (Meisterdrüse im Körper) kann dies zusätzlich massiv negativ beeinflusst werden. So sind wir alle permanent aufgefordert, uns um Körper, Geist und Seele zu kümmern – um eine ganzheitliche Gesundung.

## Hausmittel / Kneipp

**18 Hausmittel gegen Krampfadern**

1. Tragen Sie Stützstrümpfe, vor allem bei längeren Reisen ohne Bewegungsmöglichkeiten (Flugzeug, Bahn, Auto).
2. Legen Sie Ihre Beine hoch, wann immer es geht. Nach Möglichkeit so, dass die Kniebeuge gestützt wird. Das sollten Sie das auch im Büro tun. Erklären Sie Ihren Kollegen und dem Chef, warum das für Sie nötig ist.
3. Jeder Sport, der die Beine beansprucht, ist gut: Radfahren, Wandern, Laufen.
4. Treten Sie einmal am Tag zehn Minuten lang im kalten Wasser.
5. Trinken Sie regelmäßig schwarzen Holundersaft.
6. Reiben Sie vor dem Schlafengehen Ihre Beine mit Franzbranntwein ein und legen Sie sie für zehn Minuten hoch.
7. Legen Sie sich auf den Rücken, Beine hochstrecken, Hände in die Hüften stützen, 60 Sekunden lang in der Luft Radfahr-Bewegungen machen. Oder: Auf den Rücken legen, Beine hochstrecken und die Füße nach innen kreisen lassen.
8. Niemals mit übereinander geschlagenen Beinen dasitzen. So oft wie möglich barfuß laufen.

9. Traubensaft oder eine Traubenkur kann die Venen stärken. Auch Präparate aus Weinlaub helfen daher Krampfadern sowie einer Venenschwäche vorbeugen. Für die Beine ist auch wichtig, dass Trauben die Durchblutung fördern.
10. Reiben Sie Ihre Beine regelmäßig mit Propolissalbe (Bienenharz) ein.
11. Sammeln Sie Kastanien, zerkleinern Sie die Früchte und füllen Sie damit eine Flasche zur Hälfte. Darüber gießen Sie 96%igen Alkohol (Apotheke). Lassen Sie die Flasche drei bis vier Wochen an einem sonnigen Platz stehen. Dann können Sie mit dem Inhalt Ihre betroffenen Körperstellen regelmäßig einreiben.
12. Füllen Sie kalten Quark in ein Leinensäckchen, legen dieses auf die Krampfadern und decken Sie es mit einem Tuch ab. Die Beine hochlegen und den Quark ca. 30 Minuten einwirken lassen.
13. Bauen Sie Ihr Übergewicht ab.
14. Wenn Sie unter Krampfadern leiden, dann sollten Sie viel trinken, Wasser oder Kräutertees. Das Blut wird verdünnt und es kann besser fließen.
15. Stellen Sie Ihre Dusche auf starken Strahl und spülen Sie die Beine bei einer Wassertemperatur von ca. 16 bis 18 Grad von oben nach unten ab.

16. Einreibungen mit einer Majoransalbe, regelmäßig über einen längeren Zeitraum hinweg, tut den Beinen gut.
17. Von Krampfadern befallene Beine sollten Sie besser nicht massieren. Auch Saunagänge sind kontraproduktiv.
18. Zerstampfen Sie eine rohe Gurke zu Brei, füllen diesen in Socken, welche Sie anziehen und über Nacht im Bett anbehalten.

# KRAMPFADERN IN DER SCHWANGERSCHAFT

## Entstehung

Während der Schwangerschaft wird durch die Erhöhung der Blutmenge der Druck auf das Venensystem erhöht. Gleichzeitig werden durch das Hormon Progesteron die Gefäßwände gelockert. Das zunehmende Gewicht der Gebärmutter drückt auf die Venen im Becken und die untere Hohlvene (Vena cava). Die Vena cava ist eine große Vene, die Blut aus den Beinen, dem Becken und der Bauchorgane aufnimmt. Durch den steigenden Druck erhöht sich der Blutdruck in den Beinvenen, was die Entstehung von Krampfadern sehr begünstigt. Das Blut sammelt sich in den unteren Körperregionen und hat es zunehmend schwerer zum Herzen zurück zu fließen. Auch eine oftmals in der Schwangerschaft auftretende Verstopfung kann die Blutzufuhr behindern. Es können Krampfadern am Bein entstehen, aber auch am Mastdarm. Diese werden als Hämorrhoiden bezeichnet. In der Schwangerschaft treten diese vor allem bei Frauen auf, die viel und lange stehen, Zwillinge erwarten oder bereits vorher eine Bindegewebsschwäche aufweisen.

## Präventive Maßnahmen

Mit diesen Tipps und Tricks können Sie das Entstehen der Krampfaderbildung etwas minimieren:

- Achten Sie auf tägliche Bewegung, Spazieren gehen, Schwimmen etc.
- Alle Sportarten bei denen kein Druck auf die Beine ausgeübt wird, wirken sich positiv auf Ihr Gewebe aus.
- Legen Sie die Beine so oft wie möglich hoch, zur Begünstigung des Blutrückflusses.
- Legen Sie sich möglichst oft auf die linke Seite (nur wenn es angenehm und für Sie möglich ist), denn die untere Hohlvene befindet sich auf der rechten Körperhälfte. So können Sie den Druck auf die Beinvenen reduzieren.
- Sollten Sie in den frühen Schwangerschaftswochen bereits eine Krampfaderbildung entdecken, wäre es überlegenswert mit Kompressionsstrümpfen vorzubeugen. Diese gleich morgens vor dem Aufstehen im Bett anziehen, dadurch verhindern Sie, dass sich überschüssiges Blut in den Beinen sammelt.
- Vermeiden Sie längeres Stehen.
- Überkreuzen Sie die Beine nicht beim Sitzen.
- Achten Sie auf eine nicht zu hohe Gewichtszunahme (siehe auch Kapitel Ernährung).

In einigen Fällen verschwinden Krampfadern im Laufe von drei bis vier Monaten nach der Entbindung von alleine. Die sanfte Krampfaderentfernung mittels hochprozentigem Kochsalz kann nach der Entbindung jederzeit durchgeführt werden.

# KRAMPFADERN IN DER JUGEND

## Entstehung

Erschreckend ist die Zunahme der Anzahl der Jugendlichen, die bereits in jungen Jahren Veränderungen an den Beinvenen vorweisen. Aktuell sind 30 % der Jugendlichen befallen. Erste Anzeichen sind oft Besenreiserästchen, die evtl. auf ein beginnendes Krampfaderleiden hinweisen. In manchen Fällen kommt es bereits zu einer frühzeitigen Krampfaderbildung, was für die Jugendlichen ein belastendes kosmetisches Problem darstellt.

Als Ursache für das vermehrte Auftreten von Venenleiden bereits in jungen Jahren werden meist ungünstige Lebensformen wie vermehrtes Sitzen vor dem PC, Bewegungsmangel und Fast Food angesehen.

## Vorbeugung

Es empfiehlt sich frühzeitig ganzheitliche Behandlungsmaßnahmen zu ergreifen, um dem Fortschreiten auf ganzer Ebene entgegen zu wirken. Zu empfehlen sind Ausdauersportarten wie Walken, Langlaufen, Schwimmen, Tanzen, Fahrrad fahren etc. sowie eine grundlegende Veränderung der Lebensführung in Bezug auf Ernährung und Genussmittel (siehe Kapitel vorbeugende und begleitende Maßnahmen).

Eine kleine Hilfe : **die 3 L - 3 S - Regel :**
**LIEBER LAUFEN UND LIEGEN
STATT SITZEN UND STEHEN**

### Reiztherapie

Ein weiterer Vorteil der Kochsalztherapie zeigt sich genau hier bei der Behandlung von Jugendlichen. So erleben wir in der Praxis, wie sich entartete Gefäße mit einer Kochsalz-Reiztherapie im äußeren Bereich entfernen lassen. Dabei die Vena saphena magna jedoch als brauchbare Vene dem jungen Menschen noch erhalten bleibt.

## ERFAHRUNGSBERICHTE

Vorher:

Nachher:

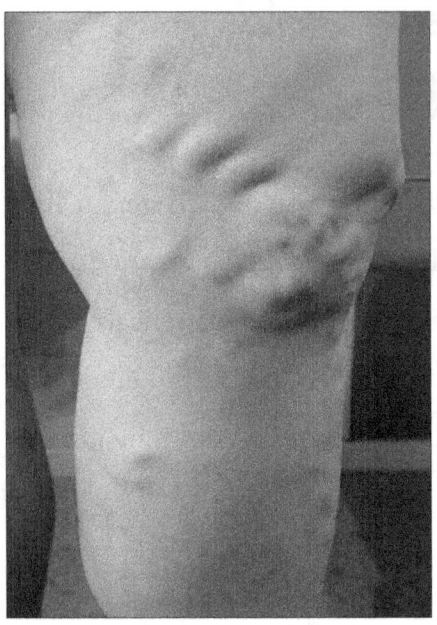 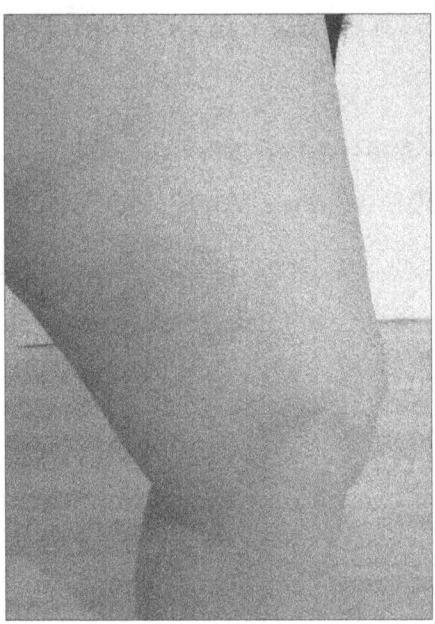

Krampfaderbildung nach der Schwangerschaft. Mit den Jahren Vergrößerung und beginnende Schmerzen, vor allem nach längerem Stehen. Es erfolgte eine einmalige Behandlung mit 15%iger Kochsalzlösung.

Nach acht Wochen zeigte sich bereits eine deutliche kosmetische Verbesserung. Die behandelte Krampfader hatte sich nach wenigen Tagen zu einem festen, harten Strang umgewandelt. Die Patientin war nach einiger Zeit bereits komplett beschwerdefrei.

Vorher:

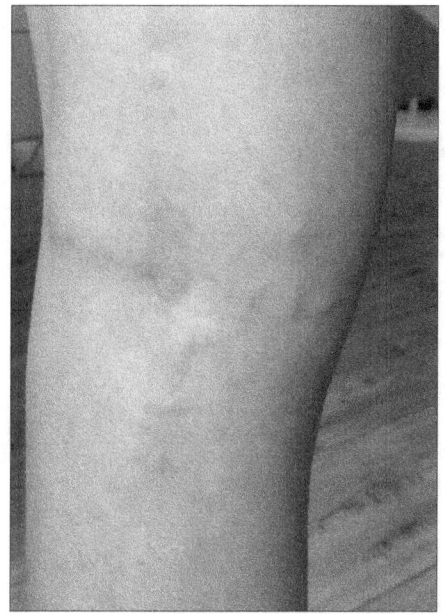

Nachher:

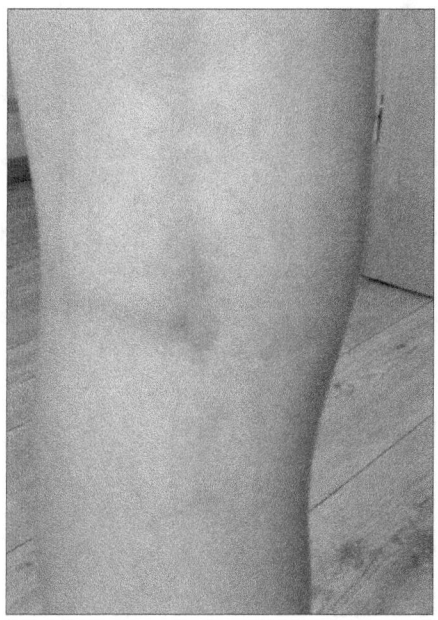

Krampfaderentstehung ebenfalls nach der Schwangerschaft. Für die Patientin stellte die Krampfader eher ein kosmetisches Problem dar. Die Behandlung erfolgte einmalig mit 10%iger Kochsalzlösung.

Nach acht Wochen ein Erfolg auf ganzer Linie. Wir sehen hier noch einige Teilreste der noch nicht ganz abgebauten Vene.

Vorher:

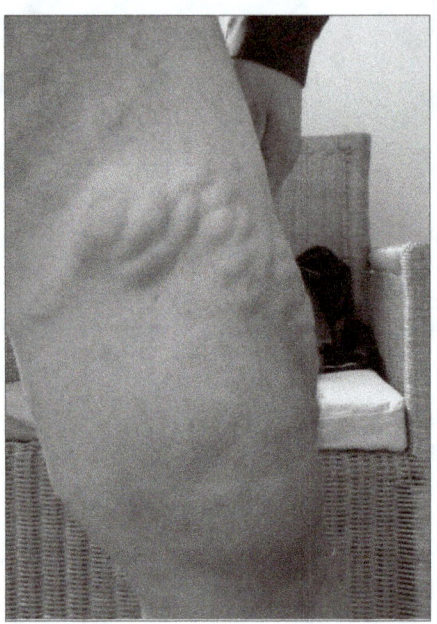

Nachher:

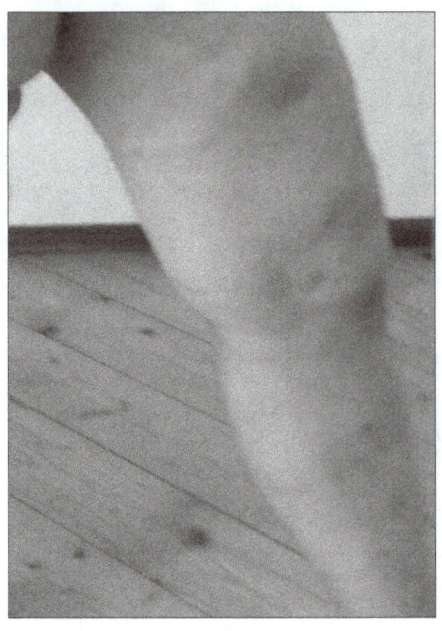

sehr ausgeprägtes Venenleiden, wohl durch körperlich sehr anstrengende Arbeit. Starkes Anschwellen des Fussknöchels am Abend. Patient wurde mit 20%iger Kochsalzlösung behandelt. Wegen massiven Befunds wurde der Patient bereits zur Weiterbehandlung nach vier Wochen einbestellt.

Bei Kontrolltermin konnte jedoch nicht weiterbehandelt werden, die Krampfader komplett fest und somit kaum mehr sichtbar. Am Oberschenkel sehen wir deutlich die knotige Verhärtung der verschlossenen Vene.

## DIE AUTORINNEN

Kerstin Madl und Birgit Muskat sind beide zertifizierte Therapeutinnen für die sanfte Krampfaderentfernung von Dr. med. Berndt Rieger aus Bamberg. Sie verbindet eine große Freude an der Venentherapie, an der Ausbildung von Ärzten und Heilpraktikern sowie gemeinsames Interesse, diese Methode weiter zu verbreiten.

Neben ihren eigenen Praxen bilden die beiden eine Praxis für Venenheilkunde in **Berlin.**
**(Kantstrasse 132,** Ⓢ **Savignyplatz ,** Ⓤ **Wilmersdorfer Straße)**

Besonderer Beliebtheit erfreuen sich die Tageskurse für therapiebegleitende Maßnahmen.
Der Schwerpunkt richtet sich auf Ernährung, Entschlackung, basische Anwendungen und Chakrenharmonisierung.

## Birgit Muskat, Jahrgang 1969, Heilpraktikerin seit 1999

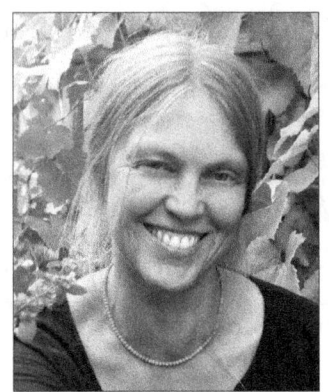

Arbeitet seit 2002 in ihrer eigenen Praxis für Venenheilkunde und ganzheitliche Therapie in Reischenau bei Augsburg. Ihre Fachgebiete sind die klassische Homöopathie, Blutanalysen und Stoffwechseltherapie, Kinesiologie sowie energetische Behandlungsmethoden. Vor allem die sanfte Venentherapie und deren Ausbildung sind ihre Leidenschaft. Als selbst ehemals Betroffene entdeckte sie diese Methode und freut sich heute vielen Menschen damit helfen zu können.

*Infos unter:* ***www.praxisbirgitmuskat.de***

## Kerstin Madl, Jahrgang 1980, Heilpraktikerin seit 2010

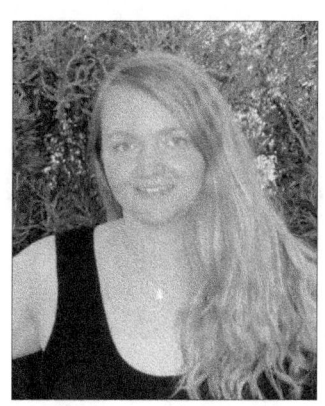

Arbeitet seit 2011 in eigener Praxis mit den Schwerpunkten Akupunktur, Homöopathie, der Dunkelfeldmikroskopie nach Enderlein, verschiedenen Ausleitungs- und Entgiftungsverfahren, der Blutegelbehandlung, dem Biofacelifting und der Faltenunterspritzung, der Cellulitebehandlung nach Jentschura, der Wirbelsäulenbehandlung nach Dorn sowie als Venentherapeutin.

*Infos unter: **www.naturheilpraxis-madl.de***